—原水文化—
您的健康，原水把關

—原水文化—
您的健康・原水把關

肌筋膜舒活伸展法

10分鐘

改善痠痛不適
身心減壓放鬆
身材健美勻稱

林萬成 視障理療按摩大師

鄭洪德 中華民國環境職業醫學會準會員——合著

PART
01 人體結構與肌筋膜

　■ 人體垂直地面活動的奧祕

PART 02 肌筋膜**伸展的作用**

PART 03 舒活伸展 68招

■ 站姿

坐姿

CONTENTS
目錄

依功能 & 部位索引

● 消脂

■ 腹

■ 腰臀

勞損部位

■ 五十肩

■ 頸肩

■ 胸悶

■ 膏肓

■ 腰

■ 彎腰

■ 失禁、頻尿

結合東西方按摩、
人體結構解剖學及肌筋膜系統

／林萬成

余 1940 年生於花蓮縣瑞穗鄉富興村。本是農家子弟，國小畢業後因家境困窘未能繼續升學，只好在家自修。從小就愛好運動的我，平時熱愛爬山、游泳及舉重，也一心嚮往中央山脈之雄偉壯觀，山巒環繞，起起伏伏，卻無緣一睹其廬山真面目，實屬憾哉！

但所謂「初生之犢不畏虎」，1957 年秋初，我毅然決然前往登頂，記得走了三天三夜，才到達第一分水嶺，本以為已經登上山脈最高峰，見了山中千年古木參天，高聳入雲，斷崖峭壁，深不見底，陡峭崎嶇山路，佈滿青苔，險峻難行。當時因找不到方向以致迷路，幸遇兩位原住民馬石土等人士，殷殷垂詢之下，始知此處並非山脈最高峰，原住民朋友且勸告我：「要到中央山脈最高點，尚有很多分水嶺；一來你山路不熟，又未帶行囊、糧食等，且山脈雄偉險峻，若繼續貿然前進易陷險境。」斯時本人已怯步，不敢繼續向前走，只好跟著原住民走了四天行程，才安然返回家鄉。

回想中央山脈猶如三山五嶽，巍然聳立，高不可攀的情景，倘若未巧遇那兩位熱心恩人，本人後果不堪設想，或許早已消失於中央山脈之間。自此，我才大徹大悟「人外有人，

天外有天」之真諦，體悟到為人處事絕對不能莽撞行事的道理，而這也成為我日後人生的明確方向及智慧的啟發。

1959 年有幸遇到陳文生老師，跟隨老師學習漢文、練書法，從昔時賢文開始，乃至古文觀止。方得知先賢詩佛王維的「詩中有畫，畫中有詩」之意境從何而來？教我領悟人生哲學乃必須步步踏實，方能盼得成功之日。

1967 年我視力明顯減退，求診後得知罹患了視網膜變性，無藥可治，迄 1974 年眼睛完全失明。1978 年賀甫颱風來襲，洪水沖走家鄉大半農田，從此生活陷入困境，不得不另覓謀生之道，於是在 1980 年進入慕光盲人重建中心，學習按摩。

1981 年代表學校參加台灣區殘障運動大會，參加比賽的項目是「地板體操運動」，榮獲銀牌獎勵，同年 6 月自慕光學習結業之後，始進入社會從事按摩工作。

1983 年慕光盲人重建中心聘請日本浪越指壓老師賀川先生蒞校指導，慕光中心特別令我返校學習「浪越指壓」課程，讓我有機會學習浪越指壓法。

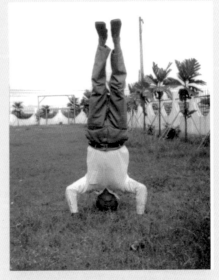

1981 年代表學校的體操選手到台北參加台灣區殘障運動大會，在練習倒立時被同行的老師拍下。

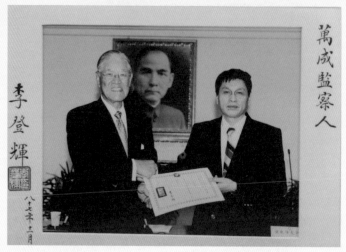

1996 年 榮 獲「 第一屆殘障楷模金鷹獎」，並蒙當時的李登輝總統召見。

浪越指壓讓按摩者得以運用身體力學「借力使力」，所以我從事按摩指壓三十多年來，即使曾經一個月為二百多名客戶理療，卻沒有「鐵手」或職業傷害的困擾。

1989 年通過行政院勞委會所舉辦的「中華民國技術士」檢定考試，並取得乙級技術士證件。同年再向若山敏郎君學習日本整體法。

1996 年榮獲「第一屆殘障楷模金鷹獎」殊榮，並蒙李登輝總統召見。1998 年在國立中國醫藥研究所的「殘障人員推拿氣功研究班」學習結業。

命運雖然關上了我的視覺之窗，卻為我開啟了另一道手

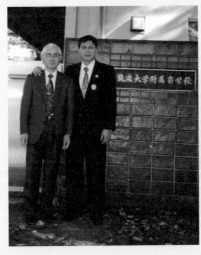

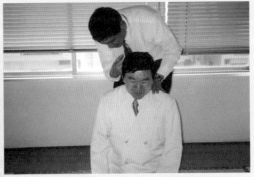

1997 年，前往日本筑波大學附屬盲學校進行考察研習，與日本學員共同切磋按摩技巧。

技之門。看著病人彎著腰來找我，卻能挺著腰走出去，是我最大的成就感。我也不斷精進學習，將自己定位在「協助客戶更健康」，而非只是「消除客戶的疲勞」。

2001 年開始與鄭洪德老師共同研究東西方按摩學術、人體結構解剖生理學及肌筋膜系統，達十年之久。期間我獲益良多，瞭解人體勞損緣由及緩解放鬆，而恢復健康的要領，除了按摩之外，做柔軟伸展運動也是簡捷有效的方法，同時參考國內外各種學術報告，擷取精華模擬測試，共同撰寫並完成了本書《肌筋膜舒活伸展法》。唯敝人才疏學淺，拙作若有言不及義或疏漏之處，尚祈社會賢達們，不吝指教導正為幸！

全系統化的肌筋膜伸展調控法

/鄭洪德

　　余1944年5月6日生於花蓮縣，自輔仁大學英文系畢業後，旋即進入國際五星級台北國賓大飯店服務，並一路從小主管晉升至副理職務。由於飯店業績長虹、事務繁雜，在一切「以客為尊，服務至上」的要求下，我深感身負重責大任，時刻保持戰戰兢兢之態度，不敢有絲毫之誤，再加上飯店需要日夜輪班的營運模式，導致十多年下來身心靈不堪負荷。在巨大壓力下引發了全身肌肉僵硬、頸肩頑固劇痛，困厄恐慌之情與日俱增，時已瀕臨進退維谷之境，蘊釀放棄工作。

　　恰巧，看到一份報紙報導了慕光盲人重建中心畢業生按摩高手林萬成先生的故事，求證後得知原來是他是花蓮故鄉好友，於是，立即找他協助按摩調理，經過他巧手下的精湛技藝及教導我做伸展動作，數次後漸漸好轉！意想不到按摩與伸展竟有如此神奇效果，使我恢復健康，也啟發了我對人體奧妙結構產生極大的興趣，因此開始購買按摩與伸展醫學人體健康相關的書籍來閱讀，確實證明伸展對人體健康有獨特效果。

　　後來我自國賓飯店離職，之後選修了台灣大學醫學院物

理治療系之肌動學、物理治療理論、動作控制以及老人疼痛學，又於私立台北醫學大學選讀營養學、自由基細胞學、抗癌及減重學，以及南京中醫藥大學的解剖學，並成為中華民國職業專科醫學會準會員。爾後，我與林萬成先生結為莫逆，亦師

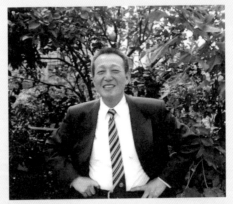

因工作壓力產生的全身肌肉僵硬、頸肩劇痛，透過肌筋膜按摩及伸展，讓我恢復健康。

亦友，時常共同討論有助健康議題，相互扶持至今。林萬成先生亦在因緣際會下蒞臨舍下，共同鑽研有關肌筋膜力學軌道、伸展操與各種手法的神奇之處。

人自呱呱落地開始，就不斷透過各種動作的嘗試及學習而成長、發育，在成長期即使不斷的動，也不覺得累，過了二十五歲後，發育期停止，進入職場工作，由於工作類別、生活起居之影響，開始發生各種軀體勞損或其他傷害，需要求助於醫生。過了中年後身體機能漸漸退化，過度、不正確的運動易造成肌肉勞損，若忙於事業、常面臨緊張壓力，往往忽略身體健康因而積勞成疾，造成更多各種傷害，而人年紀越大越不想動，導致身體快速退化。

人活著就是要動，不動就會出問題，生病時除了求醫之

外，尚需於平時就不斷鍛鍊自己身體，強化專門保護脊柱屹立不搖於地面軀體之肌筋膜系統，使其收縮彈張堅強肌力達到登峰造極之完美境界。但事實上，因為人們的自然習性好逸惡勞，再加上事不到臨頭毫無防備之心，疏忽之下極易陷入負荷壓阻力大於工作施張力之危機而不自知，累積相當數量之潛伏不良惡性內應力，逐漸醞釀形成一顆不定時炸彈，蓄勢待發，一旦免疫力下降，激痛點一觸即發。

　　其實利用柔和的伸展運動，就可以改善各種年齡層所面臨的諸多不適，並可鍛鍊肌力，人也不易肥胖，是一種健美、回春的方法。感佩林萬成兄以比慷慨之胸襟，毫不吝嗇地將累積數十年之按摩技術傾囊相授，在博採古今中外無數有關人體解剖、生理、放鬆術以及細胞生化分子矯正等方針下，我們兩人再三詳細客觀地利用臨床交叉比對進行過濾驗證，試圖找出解決許多臨床殘留激痛問題之盲點，最後汰蕪存菁，圓滿完成這套全系統化的肌筋膜伸展調控動作並著作發表，期望滿足實現身體動態平衡，促進誘發細胞與自我修復功能。

　　許多臨床證實，每個肌細胞之細胞膜上都設有一種專門離子開關，負責傳遞信息孔道之閉合。當一但受到伸展壓力之刺激後，不但會即刻傳遞活化細胞修復功能，緩解激痛缺氧痙攣僵硬症狀，同時也成功鍛鍊了足夠保護脊柱屹立不搖功能之肌筋膜雄厚戰鬥力，確保機體平衡穩定活潑生命力。

本書共計有六十八招式，圖文並茂、簡單扼要，任何人一看就會，完全不受時間、地點以及氣候環境之限制，若能持之以恆訓練，不假時日，定可擁有神清氣爽、活力無比的身心反應善意回報，經長期鍛鍊養成生活習慣後，將能有效緩解全身不適，杜絕文明病纏身。

　　敬祈有志強身之諸位賢達與同好們能共襄盛舉，加入此項神聖維護健康之行列，共同邁向永享健美、青春、快樂的人生，並盼拙作能作為現代人類保健養生之用。

擁有不痠痛、有彈性、
更健美的身體

/林萬成

現代人由於生活及工作型態朝資訊電腦化與自動機械化發展，有各種專業職務必須持續固定姿勢及動作，引起肌肉收縮過久，導致肌肉僵硬、縮短及循環不良、關節不靈活等問題，而現代社會普遍的「坐式生活方式」，人們嚴重地缺乏身體活動，此乃威脅人們健康狀態的隱形殺手，舉凡冠狀動脈硬化、心臟病、高血壓、糖尿病、肥胖症、肩頸背腰痠痛、乃至於肌肉纖維化、骨質疏鬆症等，也都與缺乏運動有關。

在日常生活中養成規律的運動習慣，是確保身體健康的重要關鍵。選擇對健康有幫助、無副作用的運動很重要，必須仔細考量自己各方面狀態，如年齡、身體狀況、時間因素、環境條件等。

伸展運動可舒解壓力、增加肌肉柔軟度，是一項有效益的好運動。本書《肌筋膜舒活伸展法》結合眾多專業精華，取其特色融入國內外對復健臨床有效的動作，以「柔和安全」為原則，除了針對復健所設計的伸展功能，還依據解剖生理學、軟組織構造及關節運動功能，清楚標示伸展的作用

及對每個症狀所能改善的效應。

　　從預備動作開始，配合呼吸調整，每個動作的起始至回復預備動作，都有特別分析解釋及圖片參考，同時也適合身健者作為平時養生保健的運動。藉由柔和簡易的伸展，不但幫助肌肉的鍛鍊、強化肌力、緩解與放鬆肌肉的僵硬及疲痛，增加柔軟度，也增強心肺功能，更能改善體質，對自身的免疫力有助益，也可舒緩身心的疲勞，進而讓身心靈更趨平衡穩定。

　　健身是人人的夢想，縮小腰圍常是熱門話題。造成肥胖的主要原因不外乎飲食和生活習慣不規律，如：飲食方面常攝取高糖、高熱量、澱粉及多脂質食物，至於生活習慣如久坐、常臥、不運動等，多數人到了中年後自然會肥胖。大部分的脂肪皆囤積在腹部和臀部，造成令人困擾的中廣身材。除了因中年後新陳代謝機能減緩與荷爾蒙失調所致，事實上最大因素還是歸咎於缺乏運動。肥胖易引起高血壓、糖尿病、高血脂，並影響心肺功能，導致「稍動即喘」，也因體重過重，導致下肢關節過度負荷受損，造成行動不便，容易老化。

　　許多人為了維持標準身材，費盡心思買了許多減肥食品，或參加五花八門的瘦身課程，卻仍然達不到良好成效，甚或還有些副作用。其實飲食控制和持續運動才是減肥的不二法門，輕鬆甩掉體脂肪，縮小腰圍人健康，標準身材多運

動，持之以恆壽命長。

以我個人經驗來說，二十年前因摔倒而受傷，照 X 光後發現長了骨刺，因擔心骨刺增生，所以我每天持續做腰部伸展運動，三、四年前再一次照 X 光片，發現骨贅增生更多，但並無感覺壓迫神經或任何不適，腰部柔軟度依舊如昔。近來年，不知不覺中，腰圍增加了幾吋，這時腹部減脂法正可派上用場，勤做了半年，果然有效，驗證只要每天持續不間斷，有空或早晚撥個十至二十分鐘做伸展運動，讓多餘的脂肪燃燒，即可恢復標準身材。由此可見常作腰部伸展運動有意想不到的神效，不僅可縮小腰圍，亦可抑制神經壓迫及痠痛的困擾。

本書以深入淺出之敍述配合圖片，提供六十八招的復健伸展法，當中有不少都是針對維持健康好身材所設計的伸展法，其多項有效的伸展功能與作用包含了收縮腹部、腰臀部、大腿內外側肌群及強化四肢肌力和泌尿系統等，進而達到強身健康、標準身材的效果。

PART 01

人體結構與
肌筋膜

人體垂直地面活動的奧妙

人體站立時，垂直於地面呈 90 度，細長高大，有如樹木迎風搖曳行走，能完成各種錯綜複雜、變化多端，甚至高難度的優美姿勢與活動任務。然若於活動期間，因重心不穩，平衡失控而不慎跌傷，輕則近期可癒，重則癱瘓，終身而殘。究其原因，即是保護脊柱垂直地面 90 度平衡力的肌筋膜系統其工作張力被負荷重力打敗，而無法形成所謂相互拮抗造成反比率的惡果。

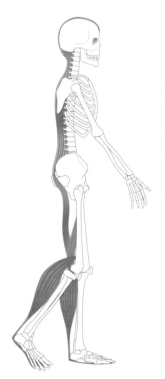

以醫學客觀角度來分析，查看直立的人體側身，呈一個ㄈ字型立體，頭重腳輕，身體細長的脊柱頂立於骨盆，下方連接雙腳，上接肩胛骨、雙手，肩胛骨是上肢活動的主要關鍵。脊柱端賴一節節活動的小脊椎骨，由下而上嚴密重疊有序地排列而組成，以利人體隨意改變姿勢，而不傾倒崩塌。

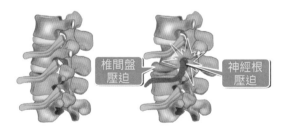

椎間盤壓迫　　神經根壓迫

這樣的組織結構堪稱巧奪天工，將一節節關節相連結的各個椎間盤，必須借由許多堅韌軟骨韌帶和滑囊緊密套封，並串聯起來，囊內則裝填了潤滑液，以避免相鄰之軟骨相互磨擦造成傷害。

肌筋膜簡介

　　肌筋膜是貫穿於全身的一層嚴密細緻的結締組織，具有豐富纖維母細胞及粘多糖生理活性，包圍所有的神經、血管、淋巴、內分泌等系統。人體除肌肉外，尚有肌腱、韌帶、軟骨、關節等軟組織，而肌筋膜自然組成全身保護及連貫性運動系統重要組織。

　　肌筋膜系統可分成淺層肌筋膜和深層肌筋膜：

淺層肌筋膜	稱為皮下層，位於皮膚正下方，脂肪含量占人體總脂肪的 50%。真皮的膠原纖維走向為藍格皺紋裡線，在身體每個部位的走向不一。
深層肌筋膜	其結構是連續性的，位於表層肌筋膜的下方，反覆在肌肉群、肌肉周圍和肌束肌纖維周圍的筋膜，因這樣的結構使深層肌筋膜一層比一層深。深層肌筋膜的功能在肌肉收縮時，可限制肌肉過度膨脹，但過度的限制會使肌肉受到限制，若肌筋膜發生粘黏會限制肌肉無法做出正常功能，所以當粘黏產生時必須用適當方法紓解粘黏，使其恢復正常運動。

肌筋膜的功能：

1. 肌筋膜可提供結實的界線，增加肌力。
2. 可使人體定型，且內部的結構可將人體適時整合，變化正確姿勢。
3. 建立包圍和疏導體液，預防感染擴大。
4. 人體一些分支交織縱橫網狀結構。
5. 含有結締組織纖維母細胞，可使再生重整，幫助修補肌腱、韌帶和疤痕組織。
6. 當肌筋膜受傷退化就會產生粘黏，使得組織結構早期病變纖維化，並引發疼痛及限制運動，如置之不理則形成不可逆之纖維化。

筋膜是由膠原纖維以膠狀液體的形態所組成。胞外基質有兩種，分別是膠狀與溶液狀，當在膠狀體肌筋膜上按摩或伸展，膠狀體會轉變為溶液狀，因肌筋膜的結構是屬於連續性的，所以可藉由放鬆深部肌筋膜和鬆解粘黏組織，使深淺肌筋膜放鬆，恢復原有功能。

一塊肌肉過度且長時間拉長，收縮超載可能造成輕微傷害，肌筋膜過度使用、收縮、超載較重時，部分肌肉纖維因肌肉細胞膜斷裂而毀損，肌筋膜會因生理、物理學上的縮短，出現伴隨疼痛的防衛機制，導致失去柔軟度及彈張力，影響適當的關節生物力學結構。重複累積傷害會導致肌筋膜

和毗鄰的結構更加脆弱，其激痛點可能是肌肉重複不斷的遭受動作或姿勢造成的過度負荷壓力，形成功能性及結構性的不對稱而產生嚴重的後果。

三個力學點

根據身體骨架槓桿平衡原理，由三個內應力點交互作用所建構出來，分別是：

1. 支持點，2. 施力點，與 3. 阻力點。

集合全身各處關節的就是支持點，八條肌筋膜即是施力點，匯集各種變化姿勢角度產生迎面而來負荷重量的則是阻力點。

肌筋膜和骨骼肌之五大差異

	一	二	三	四	五
	起止點	整合性	數目	傷害及恢復	效應
肌筋膜	全身性 由足趾經軀幹至頭頂或至上肢手指	如協奏曲 ①主動肌 ②協同肌 ③拮抗肌	涵蓋多關節及數塊或十餘塊肌肉不等	採標本指壓法尋出最關鍵問題點	• 目標正確 • 穩定改善 • 不留死角
骨骼肌	局部 一塊肌肉之兩端	主角 以主動肌為主	肌肉多數一個關節，少數兩個關節	只限局部的問題點	• 有明顯改善 • 死角易復發

骨骼肌具隨意性，可隨心所欲驅使活動，具有健壯強韌收縮彈張力。而筋膜將全身 646 塊骨骼肌一束一束的嚴密包圍分層排列組合，形成一體兩面密不可分的肌筋膜系統，再根據姿勢角度變化，將全身建構成八條力學軌道系統，其所涵蓋的組織內容物包括了皮膚、關節、韌帶、軟骨、滑囊、肌腱、肌肉以及肌筋膜。而細胞的結構隸屬結締組織（連接作用），具有豐富膠原蛋白纖維及葡萄糖胺粘多糖，性質非常膠粘，如獲得適當伸展壓迫力之深刺激細胞接受此訊息，則即刻改變原來之固態膠狀體，成為軟液態膠狀體，此種特意活性生物之力學，也因此構成細胞受傷後之修復力，及消除粘黏疤痕組織之功能。

三種不同功能之肌作用力

　　身體能根據槓桿平衡力學原理為基準，自然產生三種不同功能之作用力。

主動肌	協同肌	拮抗肌
針對特定關節運動，完成各種動作，引領人體朝向一定目標移動的肌肉。	協助主動肌收縮，排除不利於移動方向之阻礙的肌肉。	與主動肌反方向活動，配合主動肌放鬆與伸長。

舉凡任何動作控制及活動之實踐，都必須透過以上三組作用肌之協調整合才得以完成，缺一不可，用所謂「交響協奏曲」來形容也不為過。若其功能表現過與不及均是有害，會造成細胞緊張、發炎，功能異常等症狀。若能有效鍛鍊脊柱四周圍八條肌筋膜系統之健壯實力，則可讓脊柱與四肢維持垂直於地面 90 度，各種關節之痠痛問題也可迎刃而解。

肌筋膜的三層肌群結構

　　若把焦點集中到鍛鍊成功的八條肌筋膜上，其結構可區分三層：

分類	描述	骨骼肌群		
淺層	以半穩定、靈巧、耗氧易疲勞痠痛為主要表現。此軌道臨床最常見問題占 60% 以上	● 胸大肌 ● 斜方肌 ● 臀大肌 ● 膕繩肌（半腱、半膜、股二頭肌）	● 腹直肌 ● 胸鎖乳突肌 ● 肩旋袖四肌	● 背闊肌 ● 頭夾肌 ● 腓腸肌
中層	位居上、下層之間	● 胸腰筋膜 ● 腹內斜肌 ● 大小菱形肌	● 斜角肌 ● 腹外斜肌 ● 提肩胛肌	● 腰方肌 ● 前鋸肌
深層	以穩定擺姿慢動、耐勞、僵硬為其主要表現	● 迴旋肌 ● 腹橫肌 ● 梨狀肌 ● 比目魚肌 ● 腕屈肌群 ● 咀嚼肌	● 多裂肌 ● 骨盆底肌 ● 髂腰肌 ● 肱二頭肌 ● 胸小肌 ● 枕下四小肌	● 半棘肌 ● 橫膈肌 ● 臀小肌 ● 肱三頭肌 ● 頸前屈肌

八大肌筋膜軌道線排列

01
身前線
共 10 塊肌肉

起 足掌背五趾頭

止 耳後乳突

- 肌筋膜系統

  1. 五趾伸肌
  2. 外踝支持韌帶
  3. 脛前肌
  4. 股直肌
  5. 腹股溝韌帶
  6. 腹直肌
  7. 胸大肌
  8. 胸小肌
  9. 胸骨肌
  10. 胸鎖乳突肌

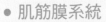

● 功能

1. 防止後傾跌倒，與身後線相互拮抗，維持脊柱直立。

2. 軀幹彎腰，仰臥起坐。

3. 頭頸向前屈曲。

● 損傷特徵

1. **髂前上下棘症候群**

　　a. 彎腰駝背

　　b. 胸悶、情志不穩

　　c. 膝無力、疼痛

　　d. 腸胃問題

　　e. 臀部疼痛（臀中／小肌為髖內旋肌，梨狀肌為髖外旋肌，髂腰肌、股直肌、闊筋膜張肌以及縫匠肌為髖前屈肌群）

2. **胸鎖乳突肌症候群**

　　a. 頸項痠痛　　　　　d. 胸鎖乳突肌腫大

　　b. 肩胛痠痛　　　　　e. 胸鎖乳突肌僵硬

　　c. 頭痛　　　　　　　f. 胸悶、緊張壓力

3. **脛前肌區間隔壓迫症**（腫脹痛）

　　a. 足背腫脹　　　　　c. 大拇趾外翻

　　b. 足弓崩塌扁平

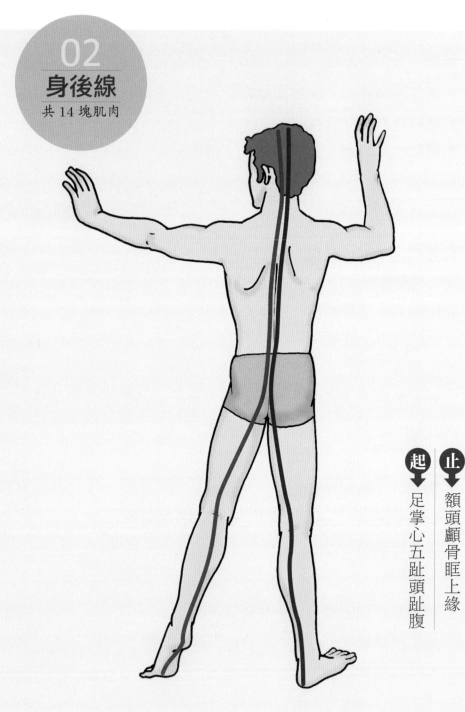

02
身後線
共 14 塊肌肉

止
額頭顱骨眶上緣

起
足掌心五趾頭趾腹

● 肌筋膜系統

1. 足底屈肌群

2. 足底方肌

3. 阿基里足跟腱

4. 小腿後三頭肌（腓腸內外頭肌、比目魚）

5. 膕繩肌（股二頭肌、半腱、半膜）

6. 骶結韌帶

7. 胸腰筋膜

8. 豎脊肌（淺層：棘肌、最長肌、髂肋肌；深層：迴旋肌、
多裂肌、半棘肌）

9. 背闊肌

10. 斜方肌

11. 大小菱形肌

12. 頭、頸夾肌

13. 枕下四小肌（頭後小直肌、頭後大直肌、頭後上斜肌、
頭後下斜肌）

14. 僧帽肌

● 功能

1. 防止脊柱前傾跌倒，與身前線相互拮抗，維持人體垂直
於地面 90 度站立之平衡。

2. 日常活動負擔全身 70% 力量，為八條軌道中最容易勞損
的背線筋膜。

● 損傷特徵

1. 頸、肩綜合症

　a. 頭頂心痛

　b. 頭後枕下僵硬

　c. 肩膀痠痛、頸部肌群拉傷無法旋轉（落枕）

　d. 大小菱形肌使用過頻勞損，肩胛內側緣掌控所有通往手臂功能線樞紐角色，影響呼吸及頸肩胸前後反應不適症

2. 髂後上棘症候群

　a. 骨盆前傾（因行走高低不平路面、穿高跟鞋跌撞摔傷、肥胖腹大；深陷座椅過久）。

　b. 骶髂關節拉傷（如骶骨撞傷走位），沿著髂後上棘凹縫區為劇痛點。

　c. 腰痠背痛（長期坐姿不良、久坐、肌肉僵直急性扭傷、因撞擊外傷。例：抱重物旋轉、運動缺乏熱身或過度長期彎腰、姿勢不良慢性損傷，如退化症、缺乏活動、過度肥胖、骨質增生粘黏）。

3. 退化性膝關節炎

    a. 外傷史：股二頭肌拉傷、長期蹲坐過久、膕肌勞損（劈腿過度）、後十字韌帶損傷（下樓梯痠痛無力）。

4. 小腿後深層壓迫症（腫脹痛）

    a. 足趾麻木。

    b. 足底筋膜炎。

    c. 足底橫弓韌帶結節疼痛。

    d. 阿基里跟腱炎。

    e. 足底小腿肚偏內緣痙攣症（輕者自癒，重則就醫）。

03
身側線
共 11 塊肌肉

起 止

足底內楔骨及蹠骨

耳後乳突

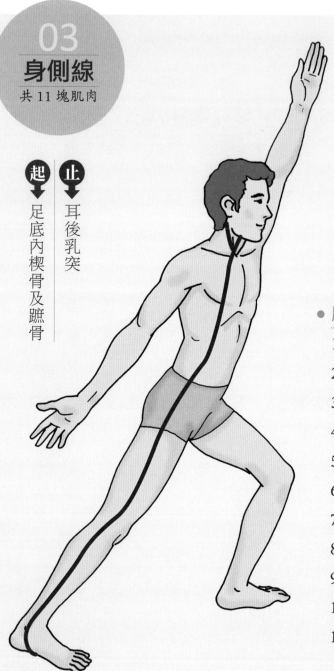

● 肌筋膜系統

1. 腓骨長肌

2. 闊筋膜張肌

3. 臀大、中、小肌

4. 腰方肌

5. 腹內斜肌

6. 腹外斜肌

7. 前鋸肌

8. 斜角肌

9. 提肩胛肌

10. 頭夾肌

11. 胸鎖乳突肌

● 功能

1. 串聯身前線及身後線，形成交互全身協調整體運作。

2. 維持骨盆及肩膀左右水平，防止雙側傾斜不平衡。

● 損傷特徵

1. 腋下脇脅脹滿不適

2. 臀中肌無力症

a. 健側骨盆下傾與水平線成斜角，及股內收肌緊張無法外展。

b. 患側腰方肌 & 闊筋膜張肌僵硬，代償性緊張症。

c. 腰臀肌群與前後肌筋膜功能障礙（如舞蹈、運動、長期旋腰抱重物過頻者）。

d. 臀小肌攣縮：凡一切髖關節內旋，臀小肌是最主要之主動肌，結構上肌肉微小且負巨大重任，難免勞損而不自知，非專業難以察覺，可稱為下之樞紐。一旦臀小肌放鬆，恢復功能，即可挺身邁步前進。

e. 外踝扭傷：嚴重紅腫熱痛時，先冰敷再經 X 光判讀，如無骨折、韌帶肌腱撕裂損傷，才能接受調整。如輕微關節移位，必先矯正。腓骨長、短肌遠近端均放鬆。沿局部結構腓距前、後韌帶與腓跟韌帶方向輕微伸展。

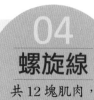

04
螺旋線
共 12 塊肌肉，
上下左右前後
圍繞一圈

起 ▶ 一側耳後乳突（頭夾肌）

止 ▶ 同側耳後乳突（頭夾肌）

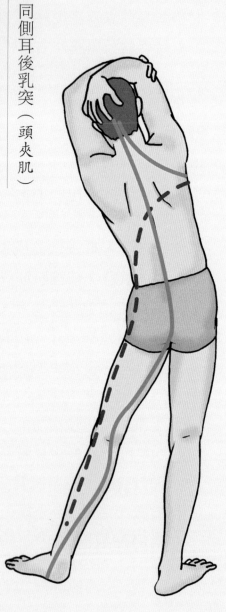

- 肌筋膜系統

左			右		
前	側	後	前	側	後
					1. 頭夾肌
		2. 大小菱形肌			12. 頭最長肌
	3. 前鋸肌				11. 豎脊肌
4. 腹外斜肌			5. 腹內斜肌	6. 闊筋膜張肌	
			7. 脛前肌	8. 腓骨長肌	
					10. 胸腰筋膜
					9. 股二頭肌

- 功能

1. 負責全身左右旋轉
2. 充分展現 4 度空間立體對角斜線方向力量

註/

4 度空間指：1 度為同一平面之正角點，2 度為同一平面上，另端對角點，3 度為立體（長 × 寬 × 高），4 度為立體中斜對角線

● 損傷特徵

1. 脊柱旋轉變形症候群

   a. 高低肩：長期不良工作運動，如同時單手升高且另手下降提重物，包括螺旋扭轉（例油漆工、水泥匠）。

   b. 肩關節損傷：打球、投球其他有關運動。

   c. 骨盆扭轉不正：左右、上下、前後扭轉傾斜不平衡，骶髂關節外傷傾斜角。

   d. 長短腳：骶髂關節外傷，及骨盆左右高低傾斜嚴重者。

   e. 內外八字形腳：臀中小肌攣縮成內八字，梨狀肌、內外閉孔肌、上下孖肌及股方肌攣縮成外八字形。

   f. 脊柱 S 形側彎：在側傾旋彎五度內對人體不會造成影響。

2. 頸椎

   a. 斜頸：頸椎左右肌群不平衡在小面關節（橫突上下）亞錯位不自主扭動。

   b. 頸椎僵硬退化，無法左右前後旋轉：毗鄰脊柱周圍有關肌群，如枕下四小肌、半棘肌、頭頸夾肌、斜方肌、提肩胛肌及大小菱形肌。

3. 腰椎

　a. 急性扭傷：- 棘突間或橫突間韌帶扭傷。

　　　　　　　- 腰椎肌群扭傷：如半棘肌、背闊肌、腰

　　　　　　　　方肌、豎脊肌，以及胸腰筋膜。

　　　　　　　- 腰椎過度前傾：如愛穿高跟鞋，偏斜不

　　　　　　　　良姿勢，拾物或抱重物導致髂腰肌攣縮

　　　　　　　　（腳無法伸直）。

　b. 腰痠背痛：長期深陷座椅內，經常彎腰、不平衡站立

　　過久。

4. 下肢

　a. 股二頭肌拉傷（膝無法伸直，無法站立行動），激痛

　　點在股二頭肌位居大腿後外側下 1/3 及膝膕窩處為其

　　重點。

　b. 闊筋膜張肌腱拉傷。

　c. 膝關節退化。

　d. 內外踝扭傷（行走於高低路面，失足造成外翻或內翻

　　扭傷）。

　e. 足底三弓（內、外縱及橫弓）超載塌崩，行動不利。

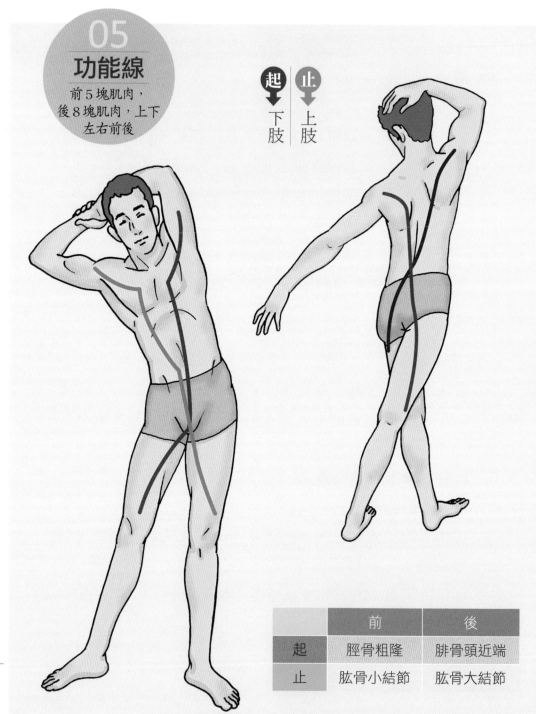

05

功能線

前5塊肌肉，
後8塊肌肉，上下
左右前後

起 ↓ 下肢　　止 ↓ 上肢

	前	後
起	脛骨粗隆	腓骨頭近端
止	肱骨小結節	肱骨大結節

● 肌筋膜系統

	左		右	
	後	前	後	前
下肢	**a.**股二頭肌（短頭） **b.** 股內收長肌 3. 股二頭肌 4. 臀大肌 5. 骶結韌帶	1. 髕下韌帶 2. 股四頭肌 （外側頭）		
軀幹			6. 胸腰筋膜 7. 背闊肌	**c.** 腹直肌 **d.** 胸大肌
上肢			8. 肩旋袖四肌	**e.** 肩旋袖四肌

> 註／肩旋袖四肌、崗上肌、崗下肌、小圓肌、肩胛下肌。

● 功能

飛舞四肢大動作，投籃球、打棒球、撐竿跳、跳遠、踢足球、打排球、高難度舞者、創造藝術、特技表演以及馬拉松賽跑等。

● 損傷特徵

1. 頸肩拉傷
2. 肩關節周圍炎（五十肩）
3. 肘腕損傷
4. 腰痠
5. 背痛
6. 骶髂髖關節跌撞傷
7. 膝痛
8. 踝扭傷

核內中心線

位居最內深層，
共 12 塊肌肉

足底面、舟骨、楔骨及蹠骨

止➡耳前上方顳窩

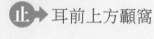

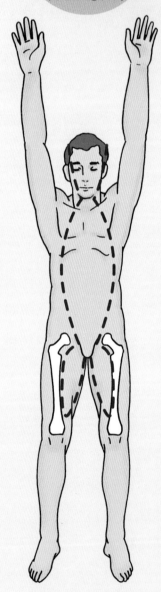

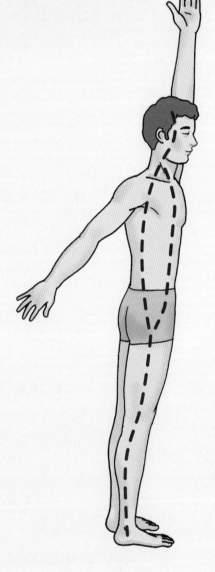

● 肌筋膜系統

1. 脛骨後肌	7. 脊柱前後縱韌帶
2. 拇 & 趾長屈肌	8. 橫隔膜
3. 內收大肌	9. 心包膜
4. 骨盆底肌	10. 斜角肌
5. 髂腰肌	11. 舌骨上下肌群
6. 腰方肌	12. 咀嚼肌群（顳肌、咬肌、翼外肌及翼內肌）

● 功能

1. 呼吸供氣、基礎代謝、心肺功能。

2. 防止內臟下垂、消化、生殖、泌尿。

3. 上有大腦簾兼小腦天幕，中有橫隔膜，下有骨盆內底肌，形成呼吸共同震盪韻律上下起伏，脊髓液體脈衝促進內臟蠕動之效應：計有淋巴、血管、神經、腦脊髓液以及有關諸細胞之活化循環，排除發炎中毒症。

4. 調整神經內分泌失調。

八大肌筋膜軌道線排列

● 損傷特徵

1. 顳肌壓力緊張

　　a. 工作壓力。

　　b. 情緒波動。

　　c. 偏頭痛。

　　d. 腦缺氧（反應遲鈍）。

2. 呼吸困窘症

　　a. 胸悶呼吸淺。

　　b. 腦心肺缺氧。

　　c. 全身無力。

　　d. 彎腰駝背。

3. 內臟下垂

　　a. 胃下垂。

　　b. 疝氣。

　　c. 子宮下垂。

　　d. 尿失禁。

　　e. 腸鳴脹氣。

　　f. 腸粘黏。

4. 腰痠背痛

a. 髂腰肌痙攣：彎腰駝背行動受限。

b. 腰方肌痙攣：骨盆左右高低傾斜造成長短腳。

c. 股內收肌群痙攣：髖外展受限，屈伸不利，腹股溝明
顯激痛。

d. 鵝掌腱周圍痠痛：脛後肌及鵝掌腱囊直接重疊牽連，
為一體交互影響（縫匠肌、股薄肌、半腱肌）三肌起
止點共同處。

e. 跟腱炎：脛後肌勞損無力，足底三弓塌陷形成炎症。

07

上肢前線

共 19 塊肌肉

上肢前線共 20 塊	
淺	深
8	**12**

起 ➡ 淺起點→鎖骨、胸前肋骨

止 ➡ 淺止點→指腹

起 ➡ 深起點→喙突、胸前肋骨

止 ➡ 深止點→大魚際肌

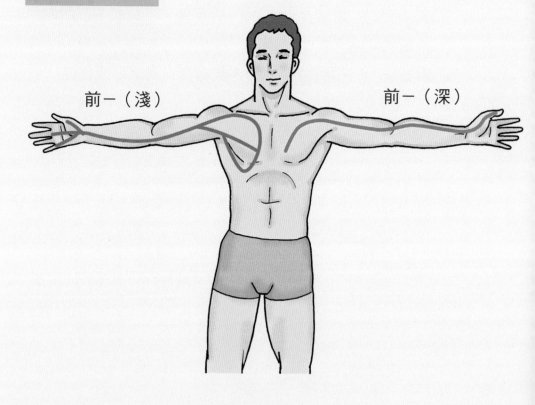

前一（淺）　　　　　　　　前一（深）

● 肌筋膜系統

	淺層	深層
前線	a. 胸大肌 b. 肱骨深筋膜 c. 旋前圓肌 d. 掌長肌 e. 尺側腕屈肌 f. 橈側腕屈肌 g. 旋前方肌 h. 指淺屈肌	1. 胸小肌 2. 肱二頭肌 3. 喙肱肌 4. 肱肌 5. 橈側骨間深筋膜 6. 腕屈肌總腱 7. 旋後肌 8. 指深屈肌 9. 拇長屈肌 10. 拇外展肌 11. 拇內收肌 12. 拇對掌肌

● 功能

1. 雙手萬能，創造發明。

2. 神經末梢特別敏感豐富，在手指與指甲根周圍。

3. 本體感覺有深淺之分，深感覺神經反射誘發肌肉運動功能，淺感覺則為表皮麻、痛、冷、熱、癢等異樣及磨擦感。

4. 生活起居必須依賴雙手完成任務。

5. 大動作：粗重、繁雜藝術表演動作、高難度、防衛及手語、綜合螺旋。

6. 小動作：精細靈巧、手術。

7. 分解動作：前屈、旋轉、上提、下壓、前推、內收、握抓等，變化多端。

● 損傷特徵

1. 肩關節周圍勞損（五十肩）

a. 80% 崗上肌肌腱炎位居大小結節間溝，連結肱二頭肌長頭腱鞘囊撕裂，急性發作期滑液滲出，粘黏紅腫熱痛。

b. 其他：嚴重者受其牽累，造成有關軟組織肌筋膜一系列粘黏，如三角肌、崗下肌滑囊、肩胛下肌、崗下肌、小圓肌、大圓肌等。

2. 胸廓出口症：肌肉僵硬緊繃出口狹窄，胸小肌腱連接喙突下，壓迫臂叢神經及血液通道，反射痛由胸至上肢屈肌群引起麻木。

3. **肱骨內上髁勞損**：腕總區肌腱損傷。

4. **旋前圓肌損傷**：旋前動作過度頻繁，如鎖螺絲、炒菜等。

5. **腕隧道症後群**：遠端（橈骨徑突）橈側腕伸肌周圍勞損，腕關節過頻而勞損（如打字及屈伸過度等）。

6. **腕關節**：急性扭傷、姿勢不良、暴力動作、或跌倒時掌根支撐而扭傷。

上肢後線

共 19 塊肌肉

上肢後線共 19 塊	
淺	深
8	**11**

起 ➡ 淺起點→第一頸棘突

止 ➡ 淺止點→指背

起 ➡ 深起點→側枕及第一頸椎橫突

止 ➡ 深止點→小魚際肌

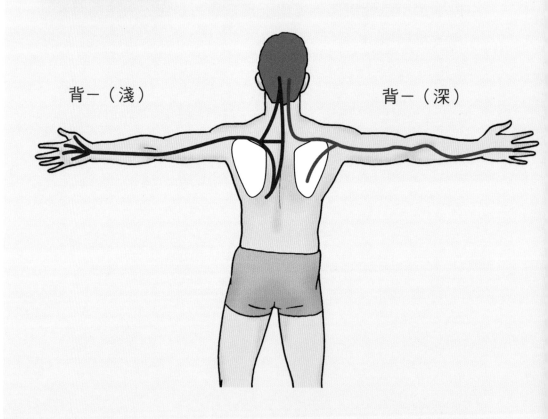

背一（淺）　　　　　　　　　　背一（深）

● 肌筋膜系統

	淺層	深層
後線	a. 斜方肌 b. 三角肌 c. 橈側腕長伸肌 d. 橈側腕短伸肌 e. 尺側腕伸肌 f. 拇伸肌 g. 拇外展肌 h. 指伸肌	1. 頭側小直肌 2. 提肩胛肌 3. 大小菱形肌 4. 肩旋袖四肌 5. 肱三頭肌 6. 尺側深筋膜 7. 腕伸肌總腱 8. 肘肌 9. 旋後肌 10. 小指屈肌 11. 小指對掌肌 12. 小指外展肌

● 功能

1. 肩後伸。

2. 肩外展。

3. 伸肘、腕及指。

4. 拮抗屈肌群。

● 損傷特徵

1. **肩周圍炎**：三角肌崗下滑囊炎牽連肱三頭肌之長頭和外
   側頭縫隙痛。

2. 肱三頭肌內側頭炎，近肘尖激痛。

3. 肱骨外上髁炎：腕伸肌總腱炎（網球肘）。

4. 旋後肌症後群：動作過頻勞損。

5. 橈側腕伸肌炎：遠端（橈骨徑突）橈側伸腕肌周圍炎、腕關節使用過頻扭傷、打字。

PART 02

肌筋膜
伸展的作用

伸展的特性

　　肌肉伸展也是離心收縮，是一種柔和的運動，可增加循環、放鬆緊繃的肌肉與筋膜。將肌肉伸展動作與按摩技巧結合做被動運動時，可以針對不同的對象，創造出個別獨特的手法與效果，主動運動亦是如此。特別是能讓繃緊的肌肉獲得增長，並提高柔軟度與關節活動範圍，及緩解肌肉因長期使用而導致的攣縮僵硬現象。

　　所謂伸展並不是只有活動關節，而是在微動關節的情形下盡量擴增肌肉的張力，使緊繃的肌肉放鬆，增加身體柔軟度，並幫助主控協同僵硬肌肉放鬆，藉此增加關節柔軟與平衡並改善體能，減少因肌肉持久不平衡導致的傷害。肌肉有所謂的肌緊張纖維，它與腦部下視丘部位連結著，當這束肌肉受到刺激時，就會分泌腦內啡使心情變好，也會促使做伸展運動的人在運動中感到全身放鬆的舒適感。

　　自動與被動伸展動作的功能如下：

1. 增加血液與淋巴液循環，有助於維持肌肉與軟組織獲得適當供氧狀態。

2. 降低肌肉緊繃與硬化，改善肌肉緊張與柔軟度及放鬆肌肉，並促進全身肌肉張力的平衡，促進代謝，消除炎症、

腫脹、疼痛等。

3. 降低肌肉痙攣與僵硬，並緩解損傷的肌肉使其恢復，及預防傷害發生。

4. 緩解肌肉痠痛，增加運動員連貫性及高層次的訓練，以獲得最佳表現。

5. 有助於細胞纖維重新排列組合更新。

30 歲以後不宜劇烈運動

　　日本醫學博士春山茂雄研究指出，人在 25 歲前的年輕時期，會製造充足的超氧化物歧化酶（SOD）來中和活性氧的毒害，但到了大腦中止發育的時期，就會慢慢減少 SOD 的蓄積，因此劇烈運動應在 25 歲前進行。因為中年以後製造 SOD 的能力會漸漸衰退，活性氧的毒害因而逐漸變大，這就是造成老化和生病的原因。所以說 30 歲以後的人不適宜過度劇烈的運動，避免劇烈運動提高活性氧的發生率。建議常作可燃燒脂肪的柔和伸展運動，這些輕鬆的運動不但能使腦內啡自然分泌，並可中和活性氧的毒害，故中年以後作伸展體操運動是養生、保健和復健的最佳途徑。

　　本書所介紹的主動伸展運動區分六大不同姿勢：站姿、坐姿、跪姿、仰臥、側臥、俯臥，共六十八招，可做為伸展運動及復健，也是肌肉筋膜傷害復健的基本途徑。藉由配合

呼吸來幫助肌肉的鍛鍊，不但能強化肌力，而且能在伸展過程中舒緩僵硬肌肉，同時還能讓身心靈更趨平衡穩定。伸展體操是最理想鍛鍊肌肉的運動，不但能燃燒脂肪，運動到平常少動的肌肉，又可使身體的柔軟度增強，讓受傷的肌肉慢慢恢復，藉由伸展來調整平衡，讓肌肉、肌力、協調性、柔軟度達到一個平衡的狀態，也能預防粘黏，及改善腰痠背痛與其他部位的不適感。

肌筋膜伸展五大具體功效

1. 建構順利讓脊柱得以垂直地面 90 度活動，屹立不倒之有利條件。
2. 鍛鍊肌筋膜系統之彈性肌張力以及耐受力。
3. 恢復平衡協調損傷後之修復能力，以及動作控制力。
4. 迅速放鬆緊張肌肉，釋放精神壓力，改善睡眠品質。
5. 調整全身曲線玲瓏，優美身材塑身。

伸展時的注意事項

在做伸展動作時，需要配合流暢的呼吸與正確的姿勢和角度，無論是被動伸展或自動伸展，都應考量年齡層和骨質疏鬆與關節退化或移位現象，注意關節運動範圍與肌肉的緊繃度，控制主動肌和協同肌群，依漸進式的動作為之，不得勉強操作，尤其是有眼壓過高、高血壓、心臟病、嚴重貧血及姿勢性低血壓患者更應謹慎，避免不必要的傷害。

腹式呼吸法

　　練習腹式呼吸時，身體採站姿或坐姿皆可，採站姿時，雙腳張開與肩同寬，採坐姿時，應保持上身直立。一手掌輕置於胸腔，另一手掌置於腹腔上方，抬頭挺胸，全身放鬆，吸氣時腹部凸起，呼氣時腹部自然凹下。將注意力集中在呼吸上面，適當的呼吸次數是每分鐘約五次左右（指吸氣及呼氣各五次），呼吸一次約十秒至十五秒。

　　吸或呼氣時，應保持和緩通暢，不可用力，正確的呼吸速度，應為呼氣比吸氣速度緩慢（其比例是呼氣約為吸氣的一倍時間）。吸氣時以鼻腔吸氣，同時吸得越深越長為佳。

　　腹式呼吸最主要的目的是增加肺活量，及促進循環系統順暢。練習呼吸的時間不拘，隨時隨地皆可，唯需持之以恆，以利身、心、靈健康。

吸氣及呼氣之要領

1. 吸氣	2. 呼氣
吸氣時以鼻子緩慢吸入新鮮空氣，由鼻腔吸入，經由胸腔至腹腔，使胸腔擴張及腹部鼓起，橫膈膜下降，此時肺部及腹腔吸滿氧氣，完成吸氣動作。	呼氣時微張口，徐徐吐氣，宜長且慢，不要中斷，將胸、肺、腹部之廢氣呼出，使肺及橫膈膜回彈，以利再度吸入鮮氧量。

腹式呼吸的魅力

人體裡龐大的細胞網際網路因受到濃郁、芬芳、具活性之氧氣團上下湧進和湧出之灌溉滋潤，匯集而成一股經由上頂之大腦簾幕、中階之橫膈膜以及下連之盆底筋膜之氣流，具有一條鞭軸心的同步韻律共振，激盪爆發超級流體磁力洪流，因而激活全身細胞總動員，發揮深厚修復潛力，賜予人類無窮恩惠和魅力。

腹式深呼吸其作用機制，影響所及可區分為兩大類：

1. 粒線體

a. **倍增活力**：粒線體乃是發電廠，受充分供氧燃燒，進行一系列呼吸鏈氧化磷酸化生產出 ATP 能源，供給軀體活動能量。

b. **推遲老化**：減少粒線體因分解有機物質時失誤，而滲漏有害身體的過氧化物自由基。

c. **延年益壽**：由於粒線體從自擁 DNA 中快速分裂複製大量細胞活力，誘發位居深層之長壽基因 SIRTUIN 分泌 PGC-1 長壽蛋白分子。

d. **激活內臟**：
- **強心**：心臟中粒線體佔全部細胞的 40%。

- **壯肌**：肌筋膜系統中粒線體佔全部細胞的 30%。
- **保肝**：肝臟中粒線體佔全部細胞 20%。
- **神經**：神經系統中（包括腦和脊髓）粒線體佔全部細胞 10%。

2. 全身性

a. 消除贅脂：促進活化具有特異消脂代謝的棕色脂肪細胞分泌「產熱素」進行消脂（脂肪分成白脂肪和棕脂肪兩大類，其中棕脂肪數量只佔全身 5%，但對脂肪的代謝功能卻佔 80% 重大任務）

b. 穩定血壓：全身血液 80% 儲備在毛細血管中，其掌控血流量大小之微細入口動脈被適當擴張，血暢則脈順，去除血循死角，達到管壁避免阻塞。

c. 提升自我治癒力：只要完成兩套修復基本要素即可啟動修復開關。

- **分泌生長因子**：位居細胞外基質中之生長各種因子群被激活交互作用。

- **DNA 基因修復力**：細胞核進行複製時發生若干錯誤鹼基定序問題，啟動調節自我監督修復配對紊亂行為能力。

d. 養生保健：

- **促進大腦分泌神經傳導物質**：諸如比嗎啡強 10 倍藥效的腦內啡呔（endorphin）或其他的 GABA、血清素、多巴胺等，具有修心養性的副交感性之化學成分，以及平衡維持血腦氧 / 二氧化碳正常比率之調節。

- **促進身心靈健康**：達到安定情緒、舒解緊張壓力、醒腦、止痛、身心靈暢快境界。

舒活伸展
68招

單手屈肘反掌旋腰法

伸展 背闊肌、腰方肌、腹外斜肌、臀中肌及胸、腰髂肋肌。

作用 舒緩腰背痛,預防腰椎粘黏。

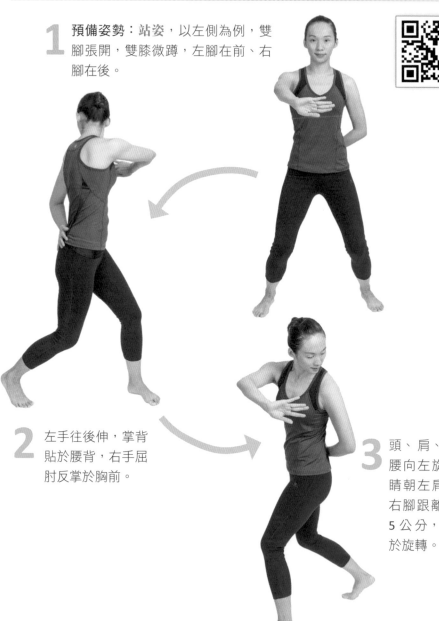

1 **預備姿勢:站姿**,以左側為例,雙腳張開,雙膝微蹲,左腳在前、右腳在後。

2 左手往後伸,掌背貼於腰背,右手屈肘反掌於胸前。

3 頭、肩、手、腰向左旋,眼睛朝左肩看,右腳跟離地約5公分,以利於旋轉。

側弓箭步法

伸展 腰方肌、臀中肌、背闊肌及胸、腰髂肋肌。

作用 強化側面肌力，舒解肌肉僵硬，增加腰部柔軟度。適用於腰椎粘黏者。

1 預備姿勢：**站姿**，以右側為例。雙腳張開，右腳伸直，左膝側面屈曲呈弓箭步。左肘屈曲，前臂置於腰背，右手反掌朝天。

2 右肩些微向前傾，腰向左側彎，右手向左側傾，指尖觸地為止，三掌呈一直線。

一、站姿

071

弓箭步
降身法

伸展 髂腰肌、股內收肌、縫匠肌、股四頭肌。

作用 放鬆髖關節上下肌群及股內收肌。

1 預備姿勢：**站姿**，以右側為例。右腳向後伸直，腳尖著地，左腳向前大箭步，屈膝 90 度，左手肘置於膝上方。右手前臂伸直置於椅子上。

2 抬頭挺胸稍後仰，下身盡量降低。右腳保持伸直至極限為止。維持約 10~20秒。

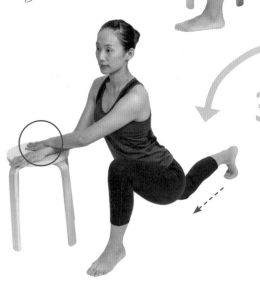

3 注意收回時右手屈肘跨於椅面，右腳跪地，左手改置椅面，利用雙手力量支撐，右腳向前拉伸完成收回姿勢，以避免傷害。

前弓箭步法

| 伸展 | 腰方肌、背闊肌、大圓肌及胸、腰髂肋肌。 |
| 作用 | 緩解肌肉僵硬，伸展腰段側筋膜。 |

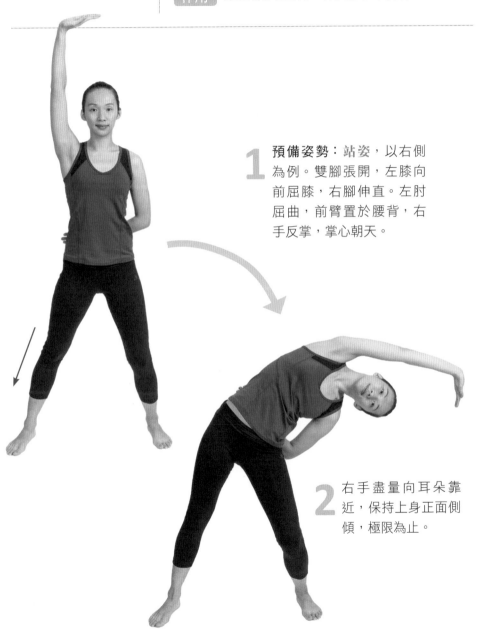

1 **預備姿勢：站姿**，以右側為例。雙腳張開，左膝向前屈膝，右腳伸直。左肘屈曲，前臂置於腰背，右手反掌，掌心朝天。

2 右手盡量向耳朵靠近，保持上身正面側傾，極限為止。

站姿

拱形雙手
步行法

伸展 膕繩肌、比目魚肌及背後肌群。

作用 伸展背線筋膜及可緩解跟腱炎。

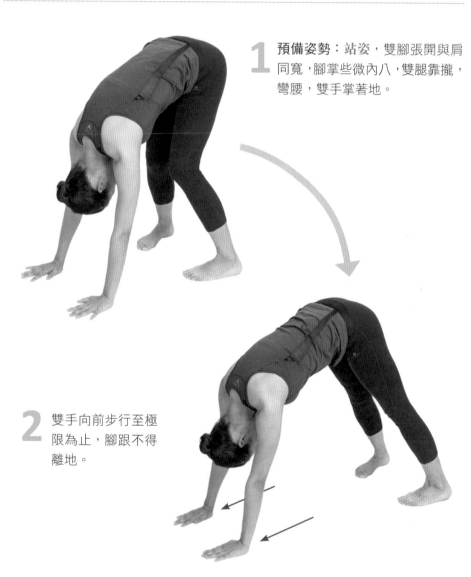

1 預備姿勢：**站姿**，雙腳張開與肩同寬，腳掌些微內八，雙腿靠攏，彎腰，雙手掌著地。

2 雙手向前步行至極限為止，腳跟不得離地。

注意 收回原來姿勢時，雙手慢慢步行向後退，避免傷害。

肌筋膜舒活伸展法

0
7
4

腰臀伸展法

伸展	腰方肌、臀中肌、臀小肌。
作用	側腰肌群，增加腰部柔軟度。

1 預備姿勢：**站姿**，右手叉腰，雙腳張開與肩同寬，肩膀下壓放鬆上半身，左手抬高 180 度，掌心朝上。

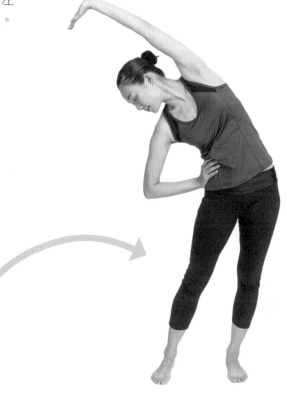

2 吸氣，腹部內縮上提，頭轉向右側傾，眼睛看向右肩。腰臀部向左側推，停留約 30 秒，再慢慢回到預備姿勢。換邊重複以上動作。

腰背旋身法

伸展	背闊肌、髂肋肌胸段、大小菱形肌、腰方肌、臀中肌。
作用	舒緩腰背痠痛。

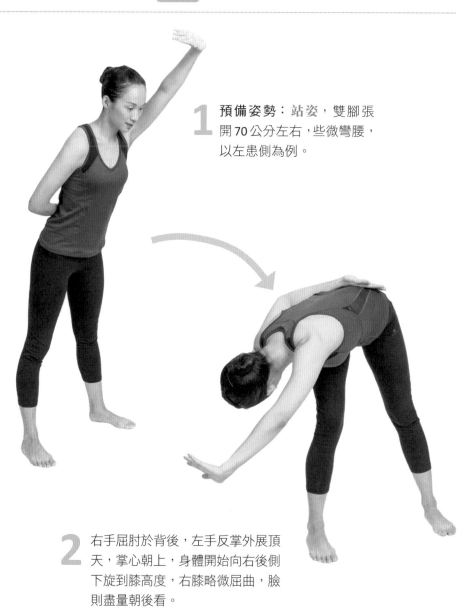

1 **預備姿勢：站姿**，雙腳張開 70 公分左右，些微彎腰，以左患側為例。

2 右手屈肘於背後，左手反掌外展頂天，掌心朝上，身體開始向右後側下旋到膝高度，右膝略微屈曲，臉則盡量朝後看。

胸腹貼牆法

| 伸展 | 前後肌群。 |
| 作用 | 放鬆前後肌筋膜。 |

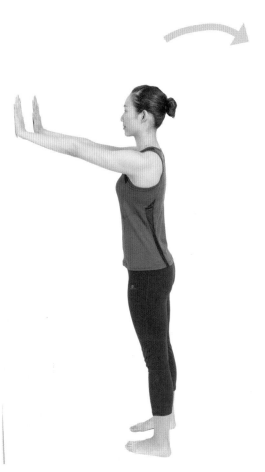
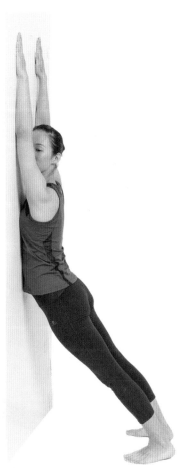

1 **預備姿勢:站姿**,雙腳張開與肩同寬,腳尖離牆約60公分,呈內八字型。

2 雙手抬高180度,掌心貼牆。頭往側偏,胸先貼牆,腹部再靠牆,足跟不得離地。

手掌撐地劈腿法

| 伸展 | 股內收肌群。 |
| 作用 | 避免內收肌痙攣。 |

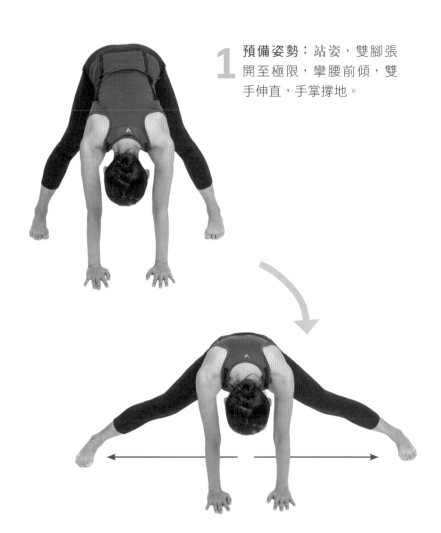

1 **預備姿勢：站姿**，雙腳張開至極限，彎腰前傾，雙手伸直，手掌撐地。

2 身體向前傾下降，雙腳往外滑動至極限為止。

PART 03
舒活伸展
68招

彎腰伸展法

伸展　膕窩及膝上下周圍肌群。

作用　伸展股後屈肌群及下肢後線肌筋膜。

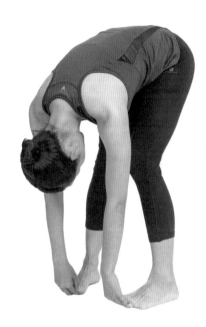

1 預備姿勢：**站姿**，雙腳呈內八字，屈膝彎腰。雙手伸直勾住腳尖。

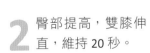

2 臀部提高，雙膝伸直，維持 20 秒。

一、站姿

079

單腳伸膝跟腱伸展法

伸展	比目魚肌、腓腸肌、膕繩肌。
作用	放鬆膝關節股後側坐骨神經,緩解跟腱炎及足筋膜炎。

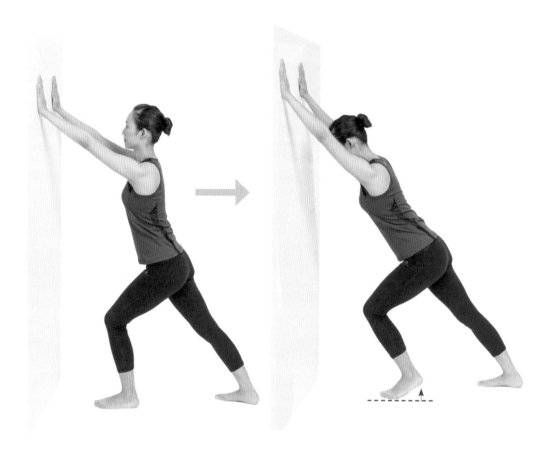

1 預備姿勢:**站姿**,右側為例。雙手抬高 130 度,雙掌貼牆,右腳向後伸直,右腳掌著地踩內八字,左腳屈膝掌呈八字。

2 胸腹部向前傾,臀部下降,手掌向前推,左腳跟稍離地,右腳保持伸直腳跟不得離地。要伸展到膝膕窩有緊繃微痠的感覺。維持姿勢約 20 秒。同樣姿勢左右交替。

前臂屈肌群伸展法

伸展 肱二頭肌、橈尺側屈腕肌群、上肢屈肌面深、淺筋膜。

作用 可緩解腕隧道症候群,及肱骨內上髁損傷。

1 **預備姿勢:站姿**,兩手伸直張開,掌心向前,手指呈鷹爪形。

2 伸腕,掌心盡量向外旋。

上肢伸肌群伸展法

伸展 胸大肌、肱三頭肌、前臂伸肌群、上肢伸肌面深、淺筋膜。

作用 可緩解腕部橈側伸腕肌腱勞損、痠痛、肱骨外上髁損傷。

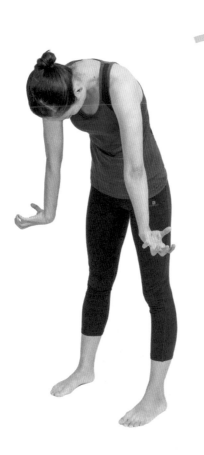

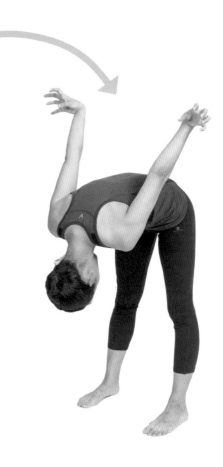

1 預備姿勢：**站姿**，兩手成為猿形手，低頭、彎腰。

2 屈腕，掌心向內旋，彎腰雙手向後伸直，手臂盡量朝天。

放鬆腰部
伸展法

伸展 前鋸肌、背闊肌、胸大肌、胸鎖乳突肌。

作用 放鬆腰部肌肉及強化下肢肌力。久站工作者可常作此伸展，避免腰痠。

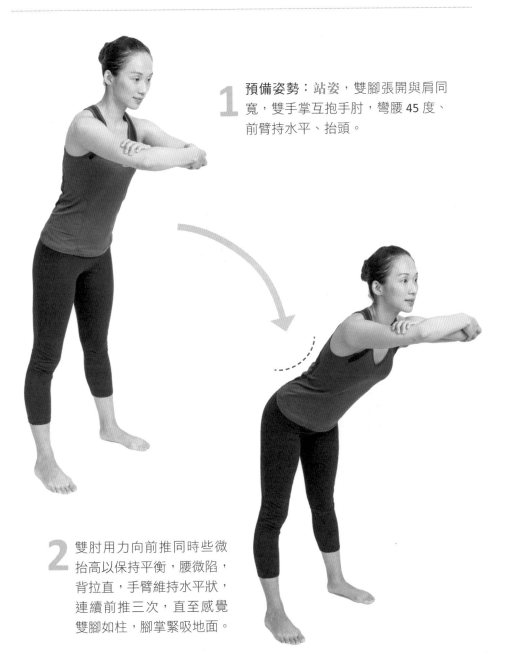

1 預備姿勢：**站姿**，雙腳張開與肩同寬，雙手掌互抱手肘，彎腰 45 度、前臂持水平、抬頭。

2 雙肘用力向前推同時些微抬高以保持平衡，腰微陷，背拉直，手臂維持水平狀，連續前推三次，直至感覺雙腳如柱，腳掌緊吸地面。

後仰
深呼吸法

| 伸展 | 前胸及腹肌筋膜 |
| 作用 | 收縮小腹,增加肺活量、腰部柔軟度以及腦供氧量,活化腦內細胞機能,延緩老化,預防駝背。 |

1 **預備姿勢:站姿**,雙腳張開與肩同寬,彎腰 40 度左右,雙手自然下垂。

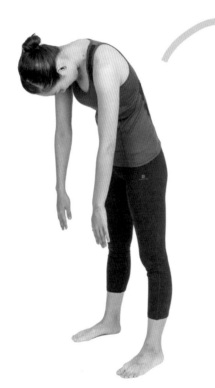

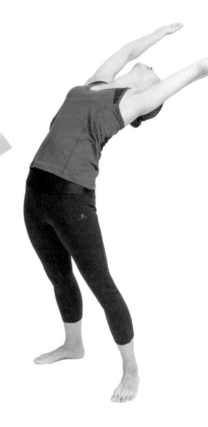

2 深吸氣時,雙手慢慢抬高,頭後仰,到極限為止。

3 慢慢吐氣,恢復到預備姿勢。

仰首屈肘
擴胸法

| 伸展 | 上臂及肩部屈肌筋膜以及胸大小肌。 |
| 作用 | 放鬆胸部肌群與肩關節,增加肺活量。 |

1 **預備姿勢:站姿**,雙腳張開與肩同寬,彎腰 40 度左右,雙手自然下垂。

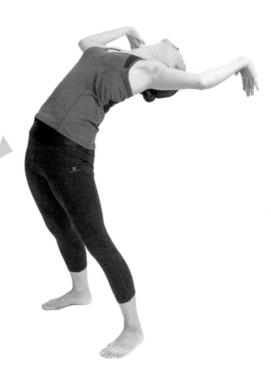

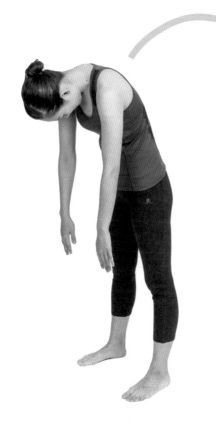

2 深吸氣時,雙手慢慢抬高,上臂與肩平行,屈肘 90 度,後仰肩後伸擴胸。

3 慢慢吐氣,恢復到預備姿勢。

頂天立地法
又名離心收縮法

伸展 胸大小肌、背闊肌、肩旋袖四肌、前鋸肌、肱二頭肌及三角肌，同時放鬆呼吸肌群。

作用 主要放鬆肩關節肌群，以利外展、內收、前屈、旋前及旋後動作，尤其坐姿過久者，作雙手伸展，最佳效應。

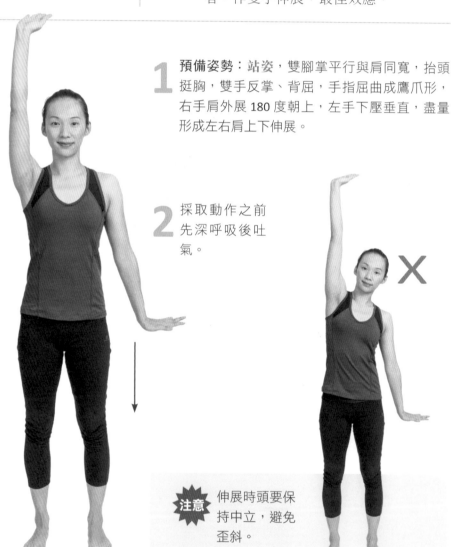

1 預備姿勢：**站姿**，雙腳掌平行與肩同寬，抬頭挺胸，雙手反掌、背屈，手指屈曲成鷹爪形，右手肩外展 180 度朝上，左手下壓垂直，盡量形成左右肩上下伸展。

2 採取動作之前先深呼吸後吐氣。

X

注意 伸展時頭要保持中立，避免歪斜。

側傾伸展法

伸展	胸腰筋膜、肱三頭肌、三角肌後束、崗下肌、大菱形肌、大圓肌、腹外斜肌、背闊肌及髂腰肌。
作用	緩解腰背肩胛痠痛。

1 預備姿勢：**坐姿**，以右側為例，右手內收伸直、手肘置於左腿上，掌心朝上，左手平舉伸直掌心朝外，手掌背屈，五指呈鷹爪狀。

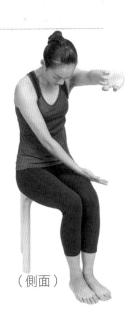

（正面）　　　　　（側面）

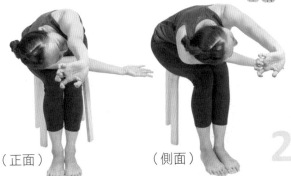

（正面）　　　　　（側面）

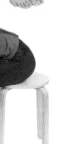

（另一側）

2 吸氣，腰背側傾，右肩下壓貼近右腿，吐氣，左手盡量向前延伸，稍微上揚，推至極限為止。

脊柱扭轉法

伸展 腹外斜肌、背闊肌、腰方肌、頭夾肌、胸鎖乳突肌、斜方肌及胸、腰髂肋肌。

作用 舒緩下背痛，預防腰椎粘黏及頸部僵硬。

1 **預備姿勢：** 坐姿，左側為例，左腿伸直，右腳屈髖屈膝，右腳跨於左膝上方外側，腳掌貼地，左手撐於背後，掌著地，左手與右腳成一直線。

2 右手指張開置於左臀外側的地面距約 20 公分，吸氣，頭往後看，左手屈肘左肩下降，將上身轉向左後方，至極限為止。注意右臀不得離地。

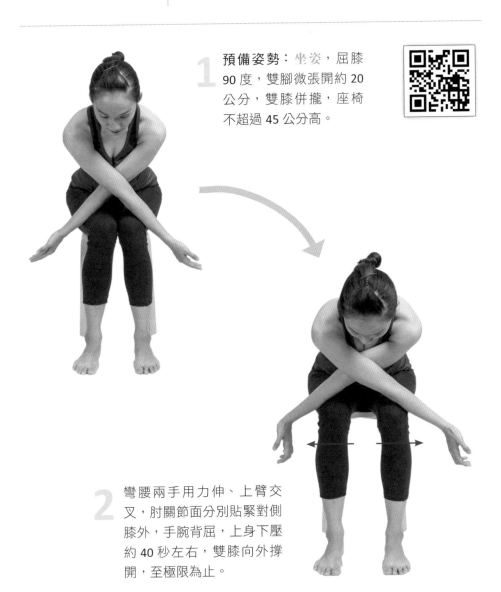

雙手交叉
伸展法

伸展 豎脊肌、頭頸夾肌、大小菱形肌、三角肌、肱三頭肌及崗下肌。

作用 緩解肩胛僵硬、膏肓痛。

1 **預備姿勢：**坐姿，屈膝90 度，雙腳微張開約 20 公分，雙膝併攏，座椅不超過 45 公分高。

2 彎腰兩手用力伸、上臂交叉，肘關節面分別貼緊對側膝外，手腕背屈，上身下壓約 40 秒左右，雙膝向外撐開，至極限為止。

二、坐姿

雙腕交叉
伸展法

伸展 豎脊肌、頭頸夾肌、大小菱形肌、三角肌、肱三頭肌及崗下肌。

作用 緩解頸、肩、胛僵硬、膏肓痛

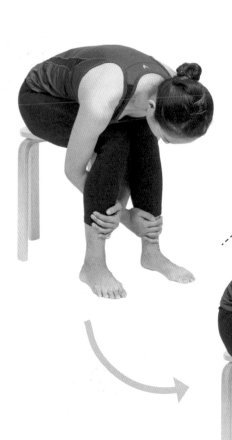

1 **預備姿勢：** 坐姿，屈膝 90 度雙膝併攏，雙小腿 微張開約 20 公分，座椅 不超過 45 公分高。

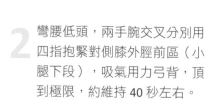

2 彎腰低頭，兩手腕交叉分別用 四指抱緊對側膝外脛前區（小 腿下段），吸氣用力弓背，頂 到極限，約維持 40 秒左右。

抱腳低頭
弓背法

| 伸展 | 大小菱形肌、頸半棘肌、斜方肌、提肩
胛肌、股內收肌。 |
| 作用 | 放鬆肩頸僵硬、舒緩肩胛痠痛。 |

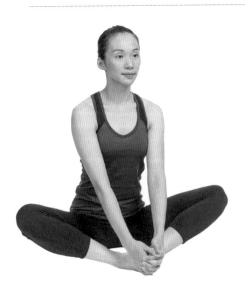

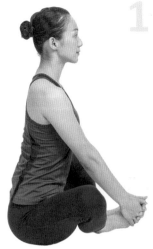

1 預備姿勢：雙
腳盤坐，雙腳
掌併攏，雙手
指交叉，抱緊
腳外縱弓前半
段。

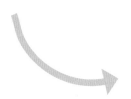

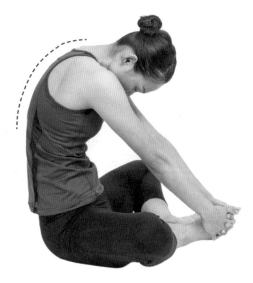

2 吸氣，低頭雙肩向上提，
下巴盡量貼近胸骨，些微
弓背，將肩胛骨拉開至極
限為止。維持約 20 秒，吐
氣放鬆。

二、坐姿

彎腰前傾伸展法

伸展 股內收肌、縫匠肌、豎脊肌。

作用 放鬆內收肌緊縮，髖關節無法外展。

---

1 預備姿勢：雙腳盤坐，雙腳掌併攏，雙手握住兩腳踝上端。

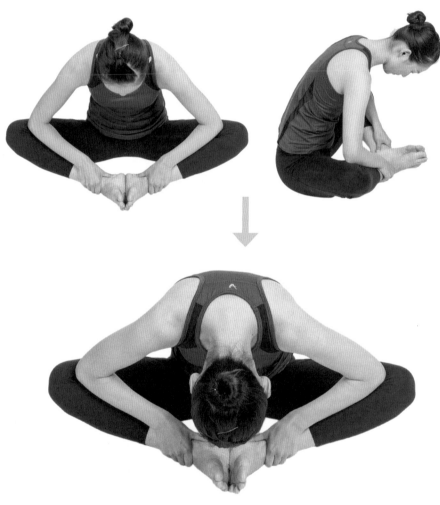

2 雙肘關節壓住膝蓋內側上方，吸氣，彎腰，上身向前傾至極限，手肘自然下壓，維持 30 秒，吐氣放鬆。

張腿抱頭
弓背法

| 伸展 | 豎背肌群、股內收肌群、小腿三頭肌群。 |
| 作用 | 舒緩腰背痠痛。 |

1 **預備姿勢：**坐姿，椅高限 30 公分左右。坐骨結節靠椅邊端坐，屈髖外展，屈膝約 120 度，足跟相碰，腳掌呈外八字。

2 彎腰、雙手指交叉抱頭向前下壓，維持 20 秒。

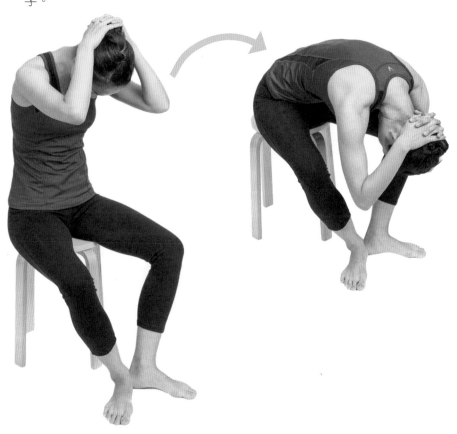

二、坐姿

抱膝後傾法

伸展 上胸椎、頸椎、豎脊肌、肩、上臂肌群（大小菱形肌、肱三頭肌、斜方肌、提肩胛肌、背闊肌及胸、腰髂肋肌）等肩部肌群。

作用 舒緩頸肩背痠痛。

1 **預備姿勢：**坐姿，椅子要低於膝蓋，雙掌抱膝，低頭，下巴緊貼胸骨。

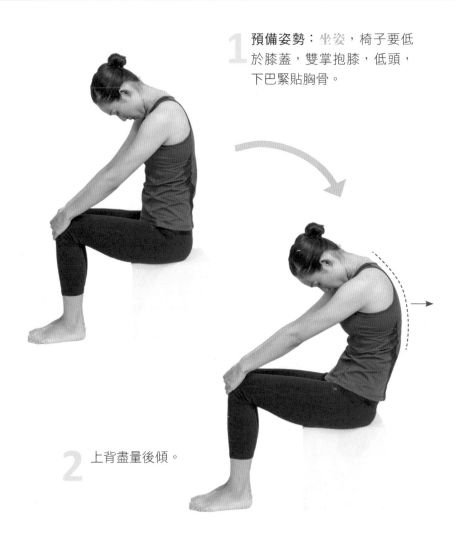

2 上背盡量後傾。

扳頭拮抗法

伸展 側頸肩肌群。

作用 舒緩頸肩僵硬。

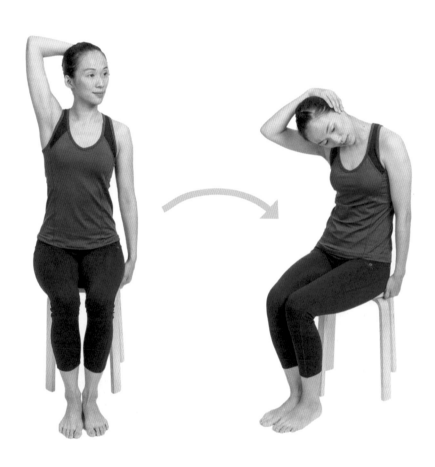

1 **預備姿勢：**坐姿。以左側為例，左手握住椅子邊緣。

2 右手掌扳住左耳上方，上身與頭右側傾，頸向右側前屈，雙手同時扳與勾，做相反方向拮抗施力。右側同姿勢操作。

二、坐姿

轉頭看背
深呼吸法

| 伸展 | 頸側部肌群,主要胸鎖乳突肌、頭夾肌、提肩胛肌、斜方肌。 |
| 作用 | 適用落枕,舒緩頸側僵硬肌群。 |

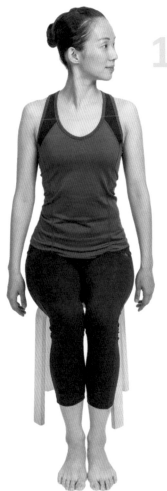

1 **預備姿勢:**坐姿,以右側為例,雙手自然下垂,頭轉向左側到極限。

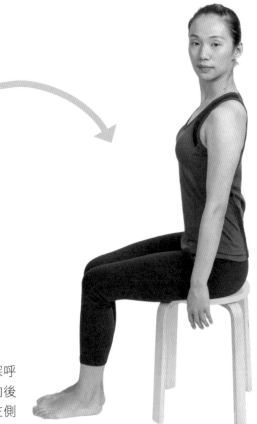

2 眼看向背後,慢慢深呼吸二次後,再盡量向後轉,共重複三次。左側同姿勢操作。

雙腳橫向劈腿法

| 伸展 | 股內收肌。 |
| 作用 | 放鬆內收肌群。 |

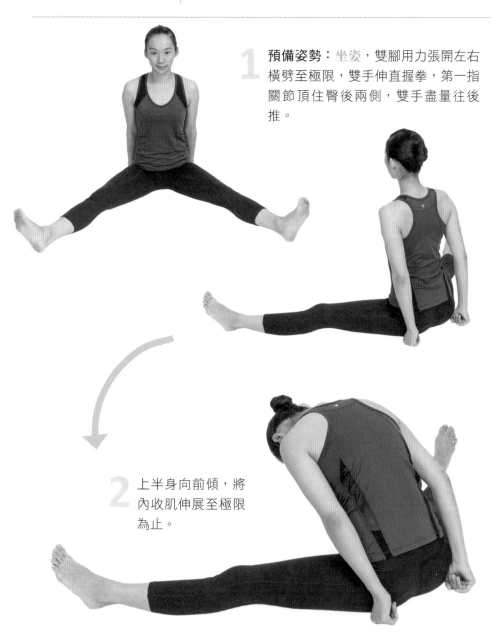

1 **預備姿勢：**坐姿，雙腳用力張開左右橫劈至極限，雙手伸直握拳，第一指關節頂住臀後兩側，雙手盡量往後推。

2 上半身向前傾，將內收肌伸展至極限為止。

肩後旋後視法

伸展 右側腰方肌、腹外斜肌、腹部肌群。

作用 強化腹斜肌及腰部右側肌力。

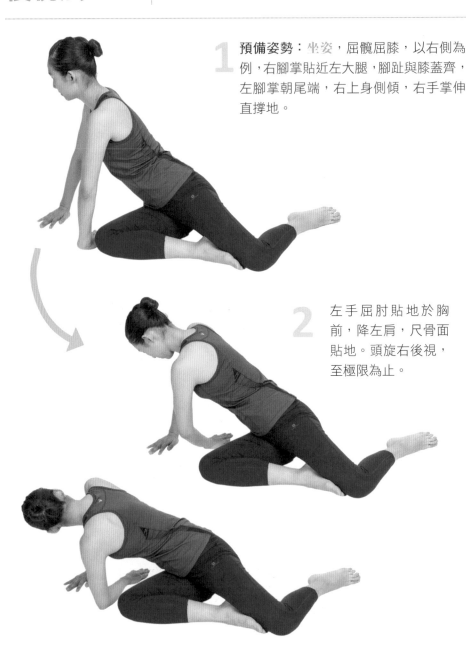

1 **預備姿勢：坐姿**，屈髖屈膝，以右側為例，右腳掌貼近左大腿，腳趾與膝蓋齊，左腳掌朝尾端，右上身側傾，右手掌伸直撐地。

2 左手屈肘貼地於胸前，降左肩，尺骨面貼地。頭旋右後視，至極限為止。

盤旋法

| 伸展 | 腰方肌、腹內外斜肌、縫匠肌、內收短肌、胸鎖乳突肌。 |
| 作用 | 舒解僵硬肌肉、強化肌力。 |

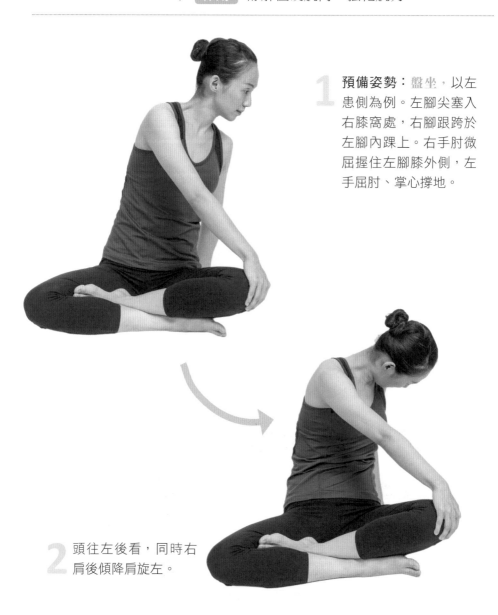

1 **預備姿勢：**盤坐，以左患側為例。左腳尖塞入右膝窩處，右腳跟跨於左腳內踝上。右手肘微屈握住左腳膝外側，左手屈肘、掌心撐地。

2 頭往左後看，同時右肩後傾降肩旋左。

伸腿坐
拉腳尖法

伸展 全身背後肌群、主要膕窩周圍肌群。

作用 增強背線筋膜。

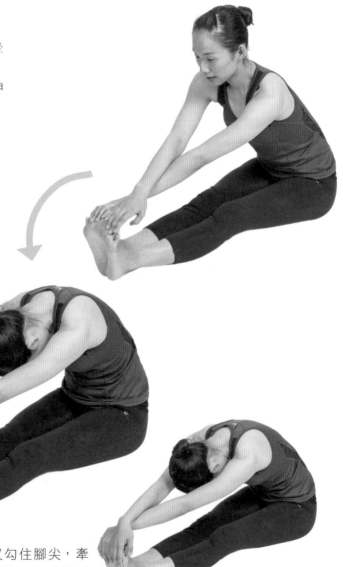

1 **預備姿勢：**坐姿，屈頸低頭，彎腰弓背，膝伸直，腳掌背屈，雙足跟併攏。

2 雙手交叉勾住腳尖，牽引至極限為止。（或只牽引單腳）

單腳跪
牽引法

| 伸展 | 脛前肌、趾伸肌群。 |
| 作用 | 舒緩脛前肌痙攣。 |

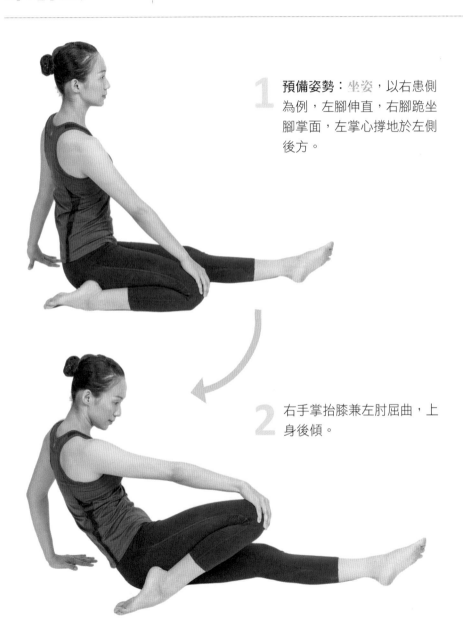

1 **預備姿勢：坐姿**，以右患側
為例，左腳伸直，右腳跪坐
腳掌面，左掌心撐地於左側
後方。

2 右手掌抬膝兼左肘屈曲，上
身後傾。

屈髖拉跟法

伸展 左腳股四頭肌、股直肌、縫匠肌、髂腰肌及右腳闊筋膜張肌、臀大、中、小肌。

作用 舒緩股四頭肌及臀部肌群。

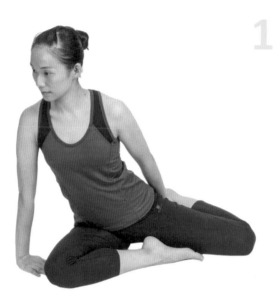

1 預備姿勢：坐姿，右大腿屈髖屈膝，外側貼於地面。左腳向後屈膝，大腿與上身成一直線。右手掌著地，手指向內屈肘，左手向後伸直，手指反掌握住左腳踝。

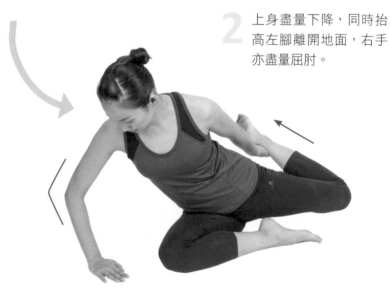

2 上身盡量下降，同時抬高左腳離開地面，右手亦盡量屈肘。

張手旋腰法

伸展	腹內外斜肌、豎脊肌群。
作用	強化下背與腰腹肌力。

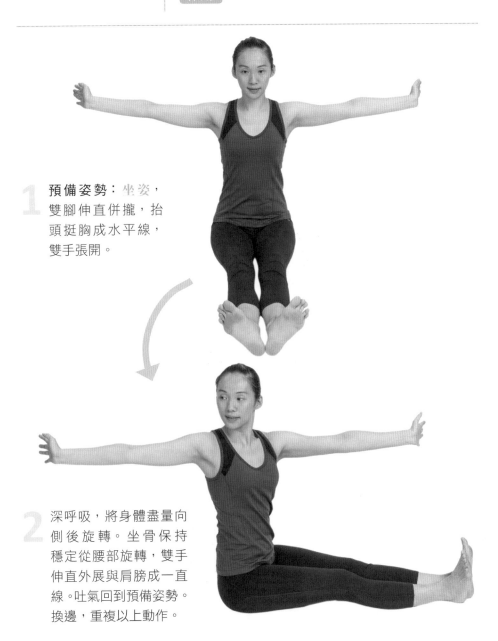

1 **預備姿勢**：坐姿，雙腳伸直併攏，抬頭挺胸成水平線，雙手張開。

2 深呼吸，將身體盡量向側後旋轉。坐骨保持穩定從腰部旋轉，雙手伸直外展與肩膀成一直線。吐氣回到預備姿勢。換邊，重複以上動作。

二、坐姿

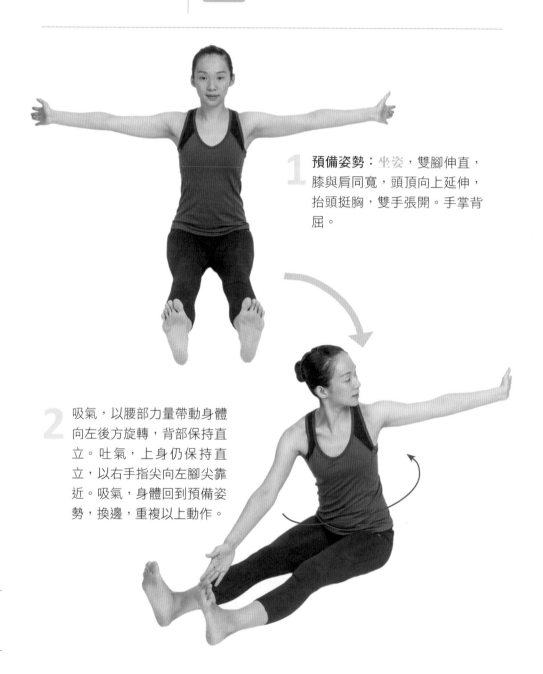

豎背旋腰法

伸展 股後肌群及下腰背肌群。

作用 強化腹斜肌及豎脊肌力。

1 **預備姿勢：**坐姿，雙腳伸直，膝與肩同寬，頭頂向上延伸，抬頭挺胸，雙手張開。手掌背屈。

2 吸氣，以腰部力量帶動身體向左後方旋轉，背部保持直立。吐氣，上身仍保持直立，以右手指尖向左腳尖靠近。吸氣，身體回到預備姿勢，換邊，重複以上動作。

反掌伸肩法

伸展　肩關節周圍肌群。

作用　舒緩肩背僵硬，強化肩關節及斜方肌之肌力。

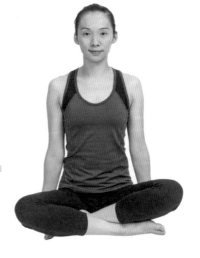

1 預備姿勢：盤坐，抬頭挺胸，耳、肩、臀三點呈一直線。

2 吸氣，反掌雙手上舉呈 V 字型，肚臍內縮。

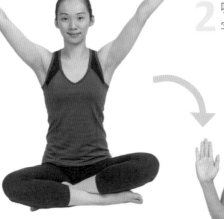

3 吐氣，肩膀下壓，手肘下垂置於身體兩側，盡量靠近身體，並讓耳朵與肩膀拉大距離，回復預備姿勢。

股二頭肌伸展法

伸展 膕繩肌之股二頭肌占 70%，其餘則有半腱肌、半膜肌和骶結韌帶。

作用 對股二頭肌拉傷極為有效，緩解急性腰臀拉傷、股二頭肌痙攣痠痛、腰無力伸直、行動不便。

1 預備姿勢：坐姿，右患側屈髖屈膝，足跟距恥骨約 12 公分，平貼地面。

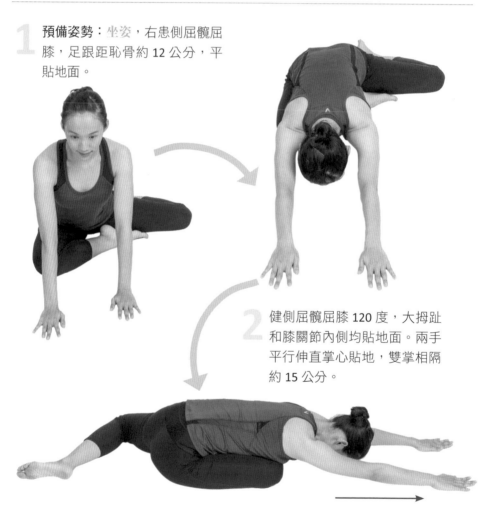

2 健側屈髖屈膝 120 度，大拇趾和膝關節內側均貼地面。兩手平行伸直掌心貼地，雙掌相隔約 15 公分。

3 雙掌心向前滑動身前傾，其移動方向右腋下接近右膝上，雙肩維持水平，不可偏旋左右。直至感覺患側右坐骨結節處，股二頭肌起止點，有痠痛感為止。

跪姿

弓背頂天法

| 伸展 | 大小菱形肌、頸後肌群。 |
| 作用 | 舒解肩胛痠痛。 |

1 預備姿勢：**雙膝跪地**，低頭彎腰、雙手交叉，伸手勾小腿脛前區，左手勾右腳，右手勾左腳。腳尖著地。

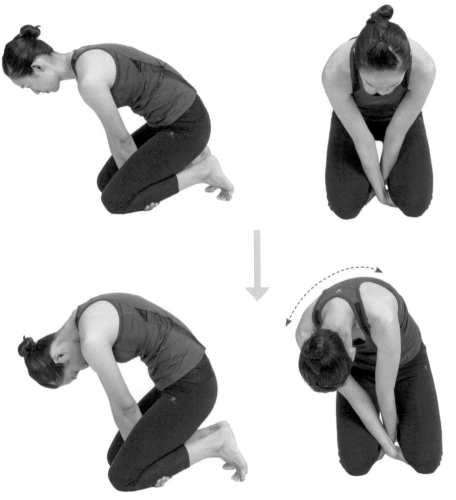

2 低頭，下巴盡量貼近胸骨，上背頂天用力向上頂高，肩左右擺動增加效果。注意雙手不得放鬆。腳尖著地。

跪姿

胸腹貼牆伸展法

伸展	腹直肌及胸大小肌群。
作用	可緩解五十肩及肩關節筋膜粘黏剝離，增加肩關節柔軟度及拉長肱二頭肌。

1 預備姿勢：**跪姿**，膝蓋離牆約 30 公分，體型高大者約 50 公分，雙手抬高 180 度，雙掌貼緊牆壁。

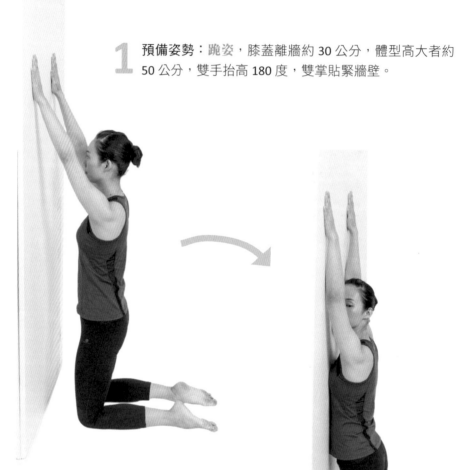

2 胸腹向牆壁靠攏，臉側靠牆。停留 40 秒。

側線肌筋膜
伸展法

伸展 腰背下肢外側肌群。

作用 強化側面肌力。

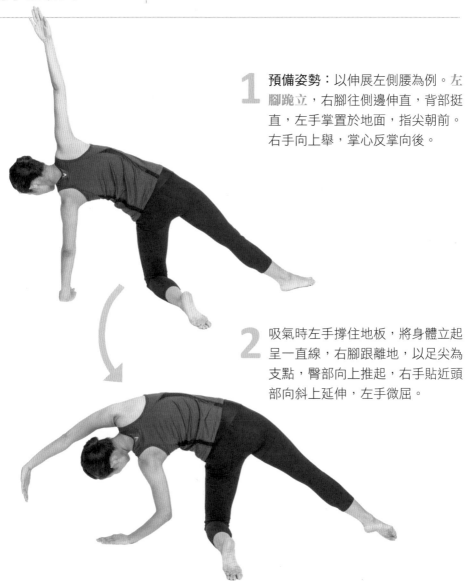

1 **預備姿勢：**以伸展左側腰為例。**左腳跪立**，右腳往側邊伸直，背部挺直，左手掌置於地面，指尖朝前。右手向上舉，掌心反掌向後。

2 吸氣時左手撐住地板，將身體立起呈一直線，右腳跟離地，以足尖為支點，臀部向上推起，右手貼近頭部向斜上延伸，左手微屈。

3 吐氣回復預備姿勢，換邊，同姿勢重複以上動作。

俯跪騰空
平衡法

| 伸展 | 頸、胸、腹肌群及上下肢伸屈肌群。 |
| 作用 | 放鬆背後伸肌群及鍛鍊平衡感。 |

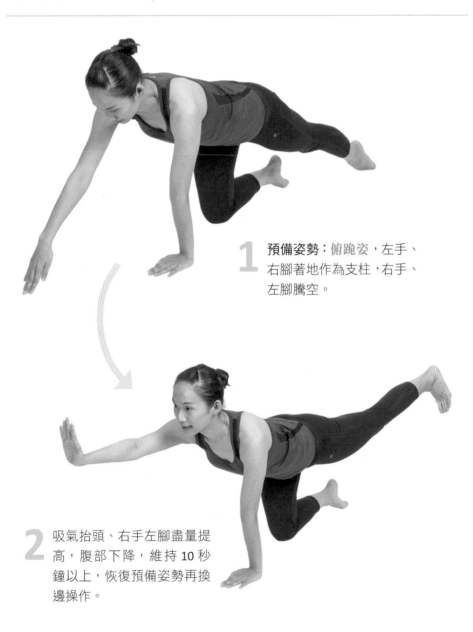

1 預備姿勢：**俯跪姿**，左手、右腳著地作為支柱，右手、左腳騰空。

2 吸氣抬頭、右手左腳盡量提高，腹部下降，維持 10 秒鐘以上，恢復預備姿勢再換邊操作。

仰臥

脊柱旋轉
腰背放鬆法

伸展 背闊肌、腹外斜肌、腰方肌、腹橫肌、臀部肌群、闊筋膜張肌、胸髂肋肌、腰髂肋肌。

作用 放鬆腰背肌群，舒緩腰酸背痛。

1 預備姿勢：**仰臥**，腰背緊貼地面，雙腿併攏，屈髖屈膝，腳掌平貼地面，雙手張開，與身體呈 90 度，掌心朝下。

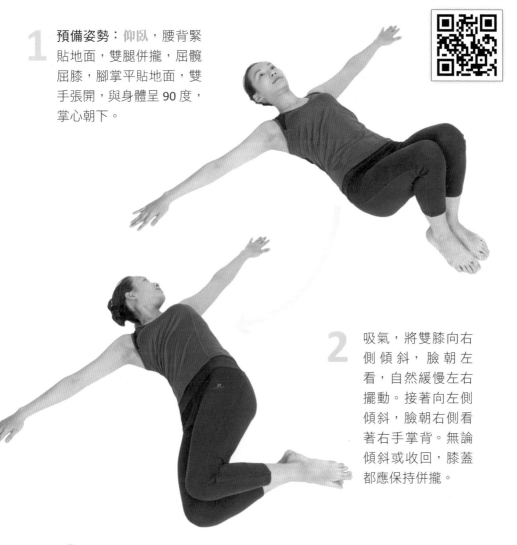

2 吸氣，將雙膝向右側傾斜，臉朝左看，自然緩慢左右擺動。接著向左側傾斜，臉朝右側看著右手掌背。無論傾斜或收回，膝蓋都應保持併攏。

註 此法可當做每天起床或睡前的伸展與放鬆，及運動前的暖身動作，堪稱腰背保養的基本功。尤其對腰背部特別僵硬者，極為有效。

四、仰臥

脊柱旋轉法

伸展 腹斜肌、腰方肌、背闊肌、臀中肌及闊筋膜張肌，以及胸、腰髂肋肌。

作用 活動脊柱旋轉功能與強化體側肌力及緩解下背痠痛。

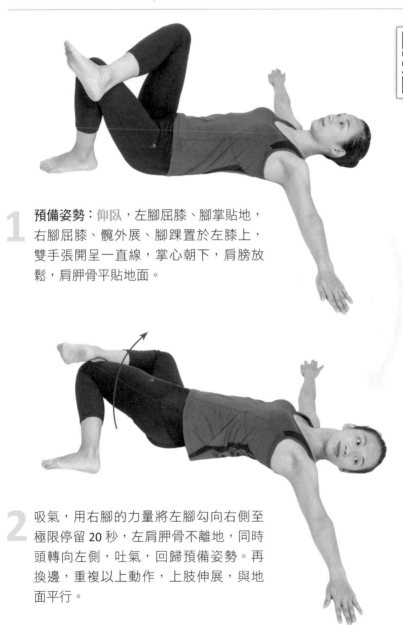

1 **預備姿勢：仰臥**，左腳屈膝、腳掌貼地，右腳屈膝、髖外展、腳踝置於左膝上，雙手張開呈一直線，掌心朝下，肩膀放鬆，肩胛骨平貼地面。

2 吸氣，用右腳的力量將左腳勾向右側至極限停留 20 秒，左肩胛骨不離地，同時頭轉向左側，吐氣，回歸預備姿勢。再換邊，重複以上動作，上肢伸展，與地面平行。

提臀立八字
夾膝減脂法

| 伸展 | 腹部肌群、股內收肌群、臀中肌、臀小肌、肛門括約肌。 |
| 作用 | 強化骨盆底與內收外展肌群,並強化括約肌功能,抑制失禁。 |

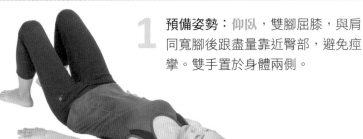

1 **預備姿勢:仰臥**,雙腳屈膝,與肩同寬腳後跟盡量靠近臀部,避免痙攣。雙手置於身體兩側。

2 吸氣時慢而長約 20 秒,將臀部慢慢往上抬,同時腳後跟抬離地面約 5 公分,從骶椎、腰椎、胸椎離地面至膝蓋與肩膀呈一直線。

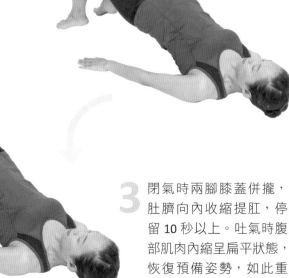

3 閉氣時兩腳膝蓋併攏,肚臍向內收縮提肛,停留 10 秒以上。吐氣時腹部肌肉內縮呈扁平狀態,恢復預備姿勢,如此重複 10 次以上。

四、仰臥

1
1
3

腹肌收縮
減脂法

伸展 頸部及四肢肌肉。

作用 可強化泌尿系統、腹肌減脂。

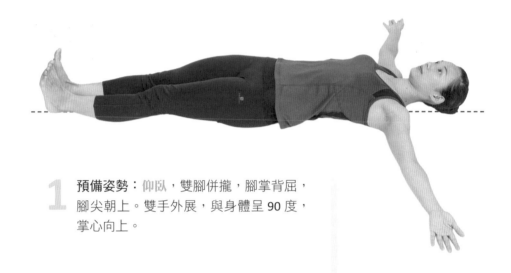

1 **預備姿勢：** 仰臥，雙腳併攏，腳掌背屈，
腳尖朝上。雙手外展，與身體呈 90 度，
掌心向上。

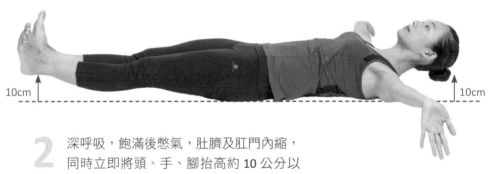

10cm   10cm

2 深呼吸，飽滿後憋氣，肚臍及肛門內縮，
同時立即將頭、手、腳抬高約 10 公分以
下。保持 20 秒以上，至可忍受的極限為
止（40 秒為標準）。重複 5 次以上。

抬腿收腹
減脂法

伸展 股後肌群。

作用 腹部肌群收縮，達到下腹臀部減脂效果。

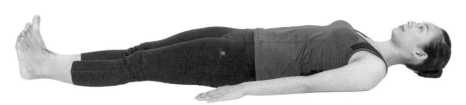

1 預備姿勢：仰臥，雙手置於身體兩側，掌心朝下，雙腿併攏，腳掌背屈，腳尖朝上。

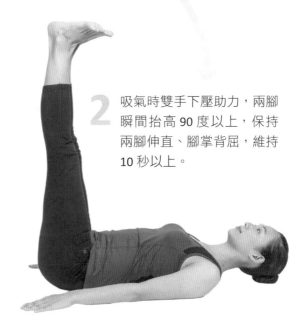

2 吸氣時雙手下壓助力，兩腳瞬間抬高 90 度以上，保持兩腳伸直、腳掌背屈，維持10 秒以上。

3 腹部肌肉內縮呈扁平狀態，吐氣時以15 秒速度緩慢下降回復預備姿勢，如此重複 10 次以上。

 註

雙腳抬高 60 度，腹部用力兼收肛，可達到最佳的耗氧消脂效應。

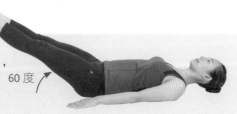

60 度

抬腿交叉法

伸展 髖臀部內外側肌群。

作用 鍛練大腿肌力、消除臀部與腹部脂肪。

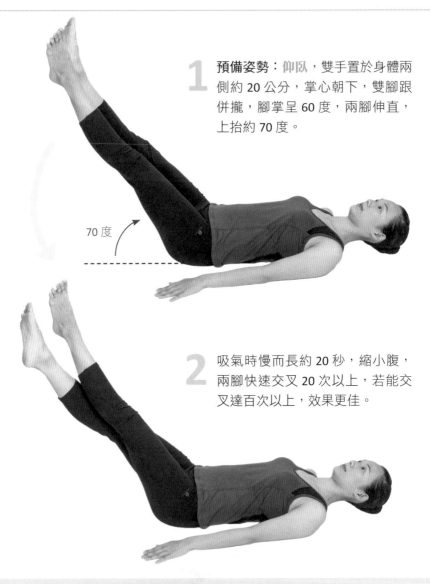

1 預備姿勢：**仰臥**，雙手置於身體兩側約 20 公分，掌心朝下，雙腳跟併攏，腳掌呈 60 度，兩腳伸直，上抬約 70 度。

70 度

2 吸氣時慢而長約 20 秒，縮小腹，兩腳快速交叉 20 次以上，若能交叉達百次以上，效果更佳。

註 快速交叉可提升耗熱效能。自然呼吸可增加交叉次數，若欲增加交叉次數則可採自然呼吸。

提臀收腹
減脂法

| 伸展 | 脊柱及背部肌群。 |
| 作用 | 增強腹部與內縮肌肌力。 |

1 **預備姿勢：仰臥**，屈膝，腳掌置於
地面，雙腳張開與肩同寬，雙手置
於身體兩側約 20 公分，掌心向下。

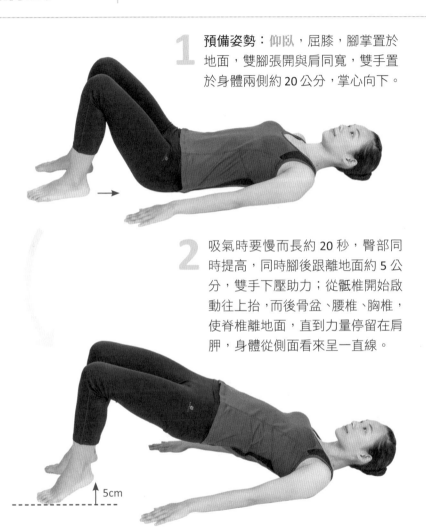

2 吸氣時要慢而長約 20 秒，臀部同
時提高，同時腳後跟離地面約 5 公
分，雙手下壓助力；從骶椎開始啟
動往上抬，而後骨盆、腰椎、胸椎，
使脊椎離地面，直到力量停留在肩
胛，身體從側面看來呈一直線。

5cm

3 瞬間閉氣時肚子向內縮，骨盆底肌群（提肛）收縮，停留約 10 秒。慢慢吐
氣時，腰、臀及腹部肌肉內縮呈弓腰、扁腹、提肛狀態，再慢慢恢復預備姿
勢，如此重複 10 次以上。

 注意 腳跟應盡量靠近臀部，避免痙攣。

四、仰臥

117

抱膝法

伸展 梨狀肌及臀後肌群。

作用 舒緩梨狀肌痙攣及坐骨神經痛。

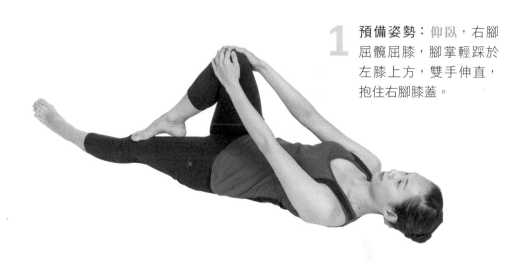

1 **預備姿勢：仰臥**，右腳
屈髖屈膝，腳掌輕踩於
左膝上方，雙手伸直，
抱住右腳膝蓋。

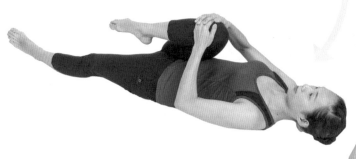

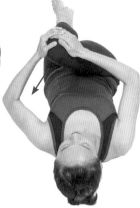

2 施力時，雙手抱膝往左側肩拉至極限為
止。換邊，重覆以上動作。

仰蛙雙手足跟
抬頭旋高法

伸展 頸、背、腰、臀、腹與四肢肌群
及伸展全身肌筋膜。

作用 放鬆全身僵硬肌肉。

1 預備姿勢：**仰臥**，屈髖
屈膝，雙手分別握住足
外縱弓，手掌心緊貼足
掌心。

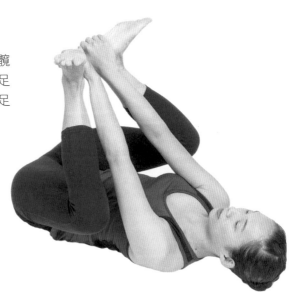

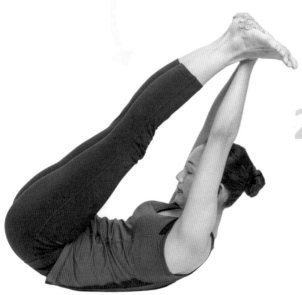

2 吸氣，同時配合仰
頭，伸膝，足跟併
攏，朝頭部方向牽引
至極限。

四、仰臥

握踝提腹弓腰法

| 伸展 | 頸後肌群、腹部肌群、股四頭肌。 |
| 作用 | 強化股四頭肌與腹部肌力。 |

1 **預備姿勢：仰臥**，屈膝，雙腳掌著地，雙手輕輕握住腳踝。

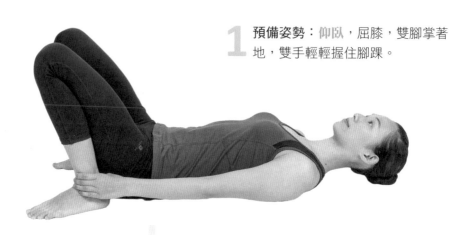

2 吸氣，腹部盡量提高。

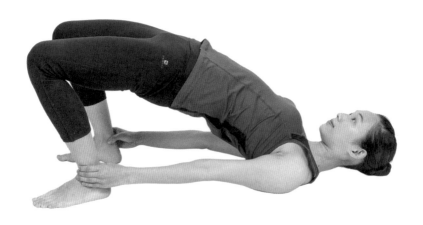

肌筋膜舒活伸展法

120

單腳
仰蛙式法

1 **預備姿勢：仰臥**，以右側為例，右腳屈髖屈膝，右手反掌握住外縱弓，
左腳伸直。腳背屈，腳尖朝上。

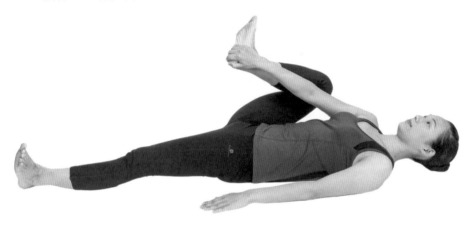

2 右手伸直反勾握腳掌外縱弓，
同時抬頭，右手用力往頭方
向移動。左腳務必保持伸直姿
勢。左手貼緊地面。

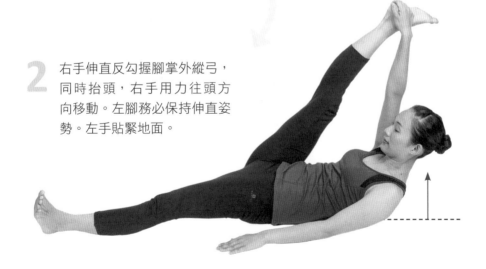

四、仰臥

抱膝伸展法

| 伸展 | 左側梨狀肌。 |
| 作用 | 舒緩梨狀肌痙攣及坐骨神經痛。 |

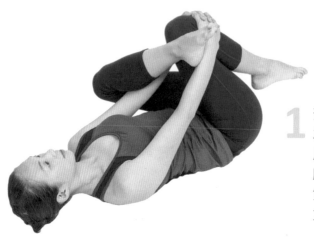

1 預備姿勢：**仰臥**，左側為例。左腳屈膝髖外展，右腳屈髖屈膝，左腳踝跨於右腳膝上方，雙手指交叉抱右膝蓋下方。

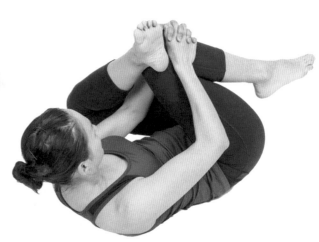

2 施力時，頭部抬起，雙手用力將右腿往左肩方向拉近。

側臥

上下肢後伸法
肩關節內旋肌伸展法

| 伸展 | 肱二頭肌長頭、肩胛下肌、大圓肌及背闊肌。 |
| 作用 | 緩解肩內旋肌群粘黏痠痛，無法內旋後伸動作。 |

1 預備姿勢：**側臥**，右患側在下，肩後伸 70 度兼內旋，掌心朝頭方向與地面呈 90 度，左手屈肘，反掌貼地以利撐肩。

2 右腳屈髖屈膝各 45 度，左腳伸直拇趾側貼於地面，盡量向後伸，抬頭後視，至極限為止。

 注意 感到肩大小結節深溝處有痠痛感即可，不可施力過度，避免二度傷害。

側臥

上下肢
牽拉法

伸展 股四頭肌、胸大肌、肱二頭肌、胸鎖乳突肌、提肩胛肌、頭夾肌。

作用 舒緩股四頭肌攣縮,放鬆肩關節及頸側肌群。

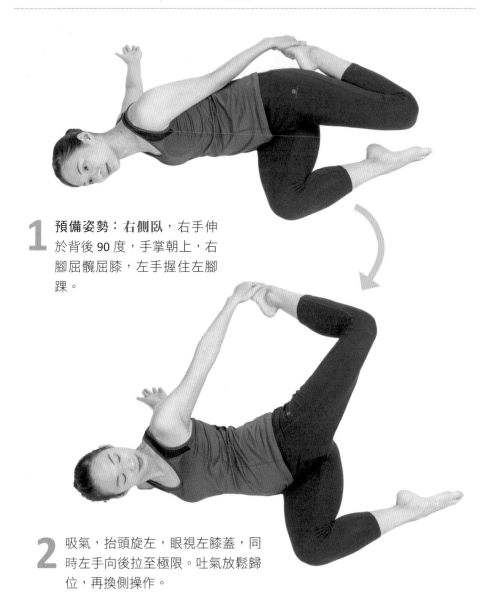

1 **預備姿勢:右側臥**,右手伸於背後 90 度,手掌朝上,右腳屈髖屈膝,左手握住左腳踝。

2 吸氣,抬頭旋左,眼視左膝蓋,同時左手向後拉至極限。吐氣放鬆歸位,再換側操作。

肩背放鬆法

| 伸展 | 肩背及腹部肌群。 |
| 作用 | 舒緩肩背痠痛。 |

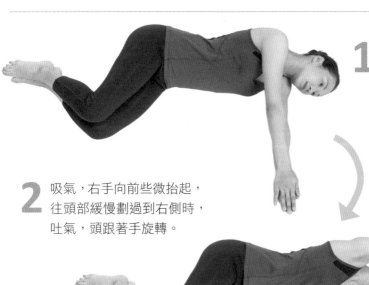

1 預備姿勢：**左側臥**，雙腳屈膝，雙手伸直合掌於胸前。

2 吸氣，右手向前些微抬起，往頭部緩慢劃過到右側時，吐氣，頭跟著手旋轉。

3 雙手呈一直線時稍停留 10 秒才恢復原位。換邊，重複以上動作。

側臥

旋腰降肩法

伸展 臀中肌、腰腹肌群。

作用 放鬆肌肉，減緩腰痠及下背痛。

1 預備姿勢：**右側臥**，右腳屈髖屈膝，外側面貼地。左腳向後伸直，右手屈肘掌心撐地。

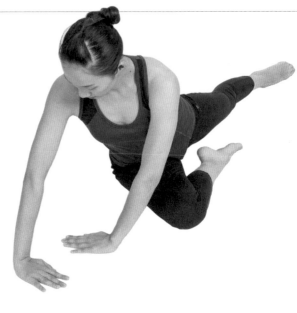

2 左手伸直橫跨右腋下，右手屈肘左肩下降靠地面，旋腰轉身頭右旋，眼視背後。左手掌心朝上。

側臥撐肩法

伸展	腰方肌、臀中肌、闊筋膜張肌。
作用	強化右側腰段筋膜。

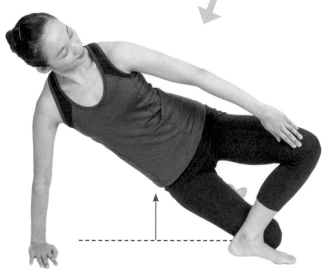

1 **預備姿勢：側臥**，右腳屈膝右臀側貼地，右手用力伸直撐肩。左腳屈髖屈膝跨越右腳膝蓋外，足掌貼地。左手置於左腳膝上方。

2 頭、腰向左側屈曲，同時臀部些微提高。

肩背腰放鬆法

伸展 胸鎖乳突肌、斜方肌、胸大小肌、腹內外斜肌、大小菱形肌、背闊肌、胸腰髂肋肌。

作用 放鬆肩關節周圍肌肉及腰背肌群，睡前操作有助於睡眠。

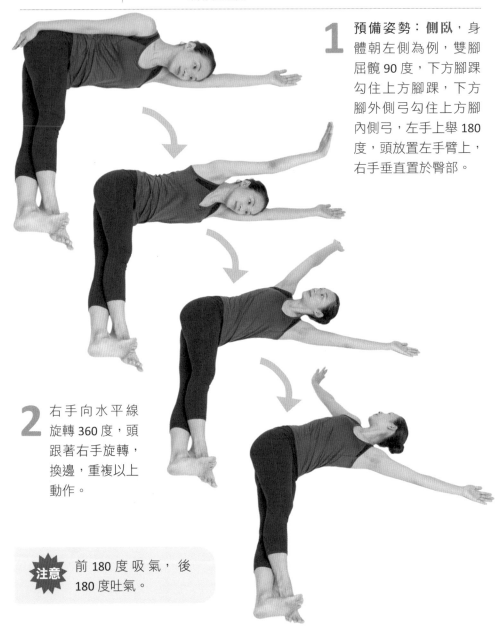

1 預備姿勢：**側臥**，身體朝左側為例，雙腳屈髖 90 度，下方腳踝勾住上方腳踝，下方腳外側弓勾住上方腳內側弓，左手上舉 180 度，頭放置左手臂上，右手垂直置於臀部。

2 右手向水平線旋轉 360 度，頭跟著右手旋轉，換邊，重複以上動作。

注意 前 180 度吸氣，後 180 度吐氣。

側臥抬腿法

| 伸展 | 下肢內側肌群。 |
| 作用 | 增強腿部外側肌力。 |

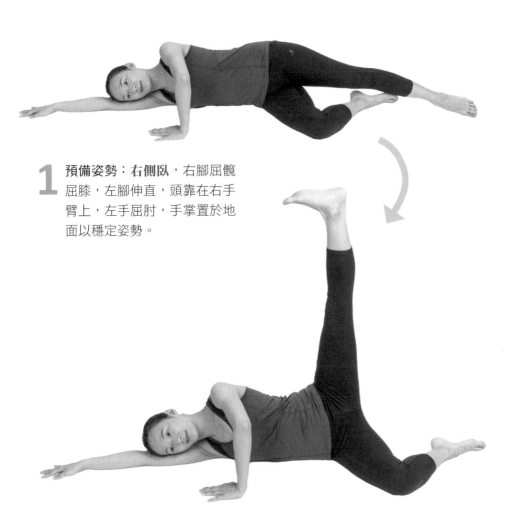

1 **預備姿勢：右側臥**，右腳屈髖屈膝，左腳伸直，頭靠在右手臂上，左手屈肘，手掌置於地面以穩定姿勢。

2 吸氣，將上方伸直的腳朝天舉起。吐氣，將腳慢慢放下，回歸原位。換邊重複以上動作。

上胸俯跪法

伸展　胸大小肌、腹直肌、肱二頭肌。

作用　伸展肩關節與上臂區肌群及可緩解五十肩，矯正脊椎避免駝背。

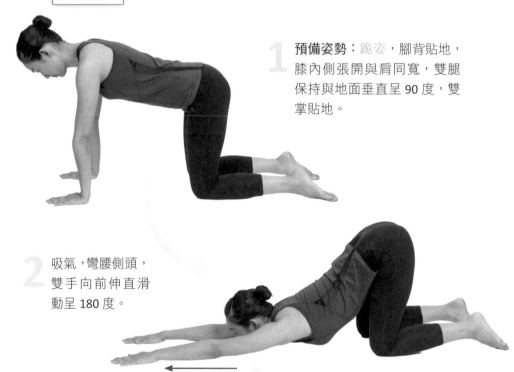

1 **預備姿勢：**跪姿，腳背貼地，膝內側張開與肩同寬，雙腿保持與地面垂直呈 90 度，雙掌貼地。

2 吸氣，彎腰側頭，雙手向前伸直滑動呈 180 度。

3 吐氣，胸部著地，收回時額頭貼地，前臂與臀部先後退，避免受傷。

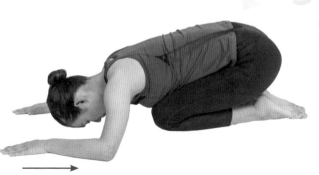

豎身懸空法

伸展 頸前肌、胸鎖乳突肌及胸腹肌群。

作用 強化腹直肌及幫助腹部減脂。

1 預備姿勢：雙腳跪立，腳尖著地，雙手向前約 45 度、掌心貼地。

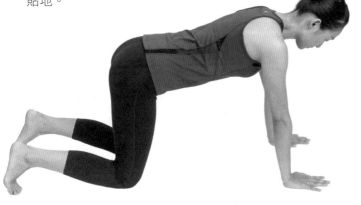

2 膝蓋離地，吸氣，下肢伸直，上身自然向前豎起直立，抬頭挺胸，吐氣，腹部下降。

仰頭屈膝
牽拉法

伸展 脛前肌、股四頭肌、胸腹肌群及胸鎖乳
突肌。

作用 伸展前線筋膜。

1 **預備姿勢：**俯臥，屈膝，雙手伸於背
後各握住雙腳踝下腳背。

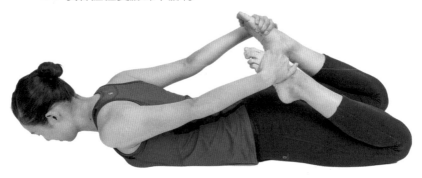

2 同時仰頭、膝蓋離地、
牽拉至極限為止。

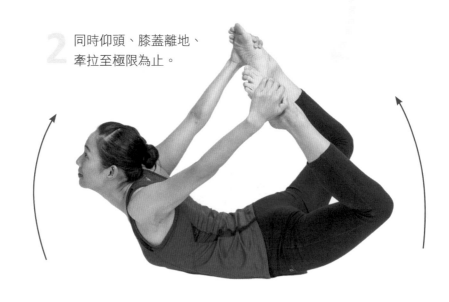

手臂越頸
降肩法

伸展 三角肌、肱三頭肌、崗下肌、大圓肌、背闊肌、胸腰髂肋肌。

作用 舒緩肩背痠痛。

1 **預備姿勢：**俯臥，以右側為例，左手向前伸直貼地，右手伸直內收，穿越頸前及左手腋下，右腳屈髖屈膝。

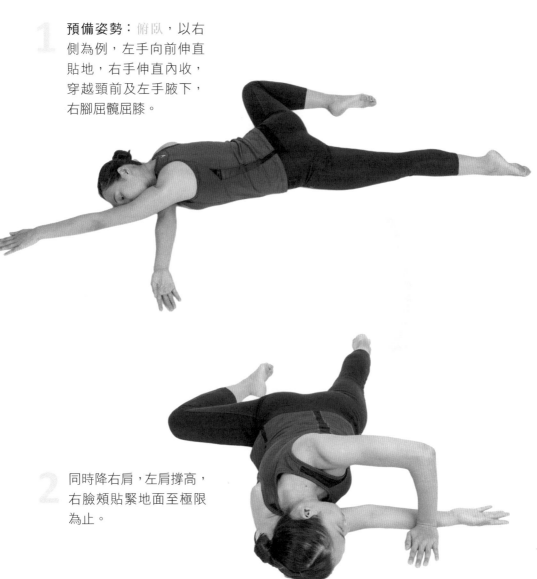

2 同時降右肩，左肩撐高，右臉頰貼緊地面至極限為止。

伸肩翻壓法

伸展	肱二頭肌。
作用	適用五十肩粘黏痠痛。

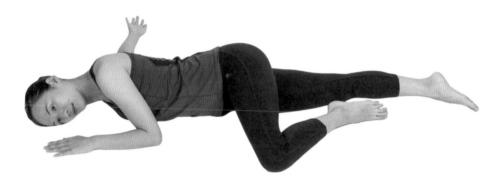

1 預備姿勢：俯臥，以右側為例。面朝左側，右肩外展 100 度且內旋至極限為止，並貼地面。

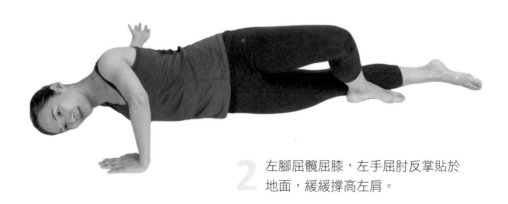

2 左腳屈髖屈膝，左手屈肘反掌貼於地面，緩緩撐高左肩。

上胸趴式伸展法

伸展 背闊肌、大圓肌、胸大小肌、腹直肌、肱二頭肌。

作用 伸展肩關節與上臂區肌群及可緩解五十肩，矯正脊椎避免駝背。

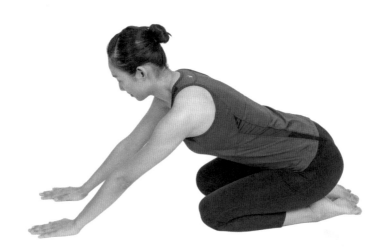

1 預備姿勢：跪姿，雙膝張開約 40 公分（因人而異），腳背置於地面，雙手垂直掌心置於地面，臀部向後坐於腳後跟，雙手向前滑，胸部下壓，頭側向一邊貼於地面。

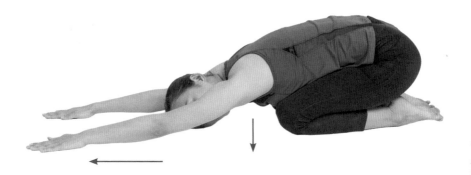

2 吸氣、吐氣，五次左右，即可回復預備姿勢。

蛙式匍伏伸展法

伸展	股內收肌、胸腹肌群及肱二頭肌。
作用	舒解股內收肌及肱二頭肌緊縮。

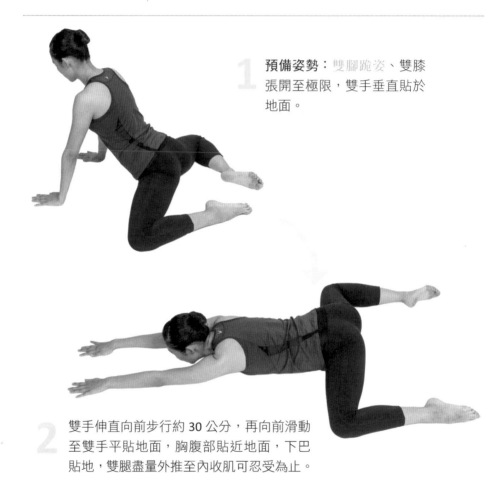

1 **預備姿勢：**雙腳跪姿、雙膝張開至極限，雙手垂直貼於地面。

2 雙手伸直向前步行約 30 公分，再向前滑動至雙手平貼地面，胸腹部貼近地面，下巴貼地，雙腿盡量外推至內收肌可忍受為止。

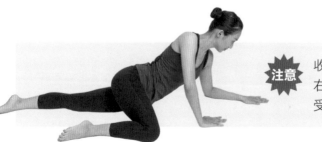

注意 收回時左腳伸直呈側臥，右手掌撐地再起身，以防受傷。

三掌
大弓箭法

伸展 股內收肌及腹直肌。

作用 緩解鼠蹊內側痙攣及大腿無法外展。

1 預備姿勢：雙手伸直、雙手掌著地，右腳在前，屈髖屈膝置於右手外側，與手掌呈橫一直線。

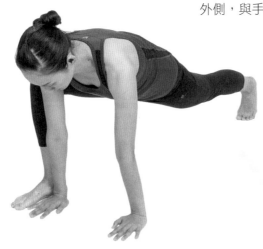

2 左腳向後伸直、腳尖著地，抬頭，腹部下降至極限為止。

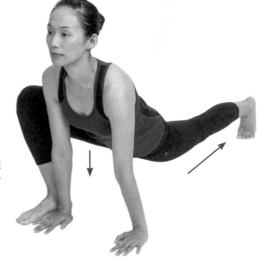

六、俯臥

1
3
7

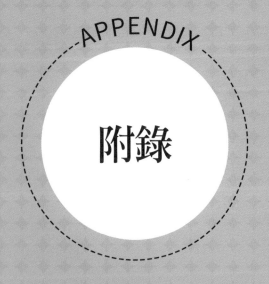

APPENDIX

附録

剖析肌筋膜伸展力學

舒緩腰背痛

單手屈肘反掌旋腰法（P.070）：背闊肌、腰方肌、腹外斜肌、臀中肌、腰髂肋肌

> 生物力學　任何旋腰幅度過大或固定姿勢過久的動作，皆易造成以上五塊肌肉勞損，此法可緩解腰背痛。

胸腰痠痛（防止腰僵硬粘黏）

側弓箭步法（P.071）、**前弓箭步法**（P.073）、**腰背旋身法**（P.076）：屬肌筋膜大螺旋線有大小菱形肌、肱三頭肌、背闊肌、腹內外斜肌、胸腰筋膜、腰方肌、臀中肌

> 生物力學　胸背段肌筋膜之螺旋線，配合前後功能線，再加上上肢線其反應點，如：患有肩關節障礙者，最為適用。此法可強化側面肌力，緩解肌肉僵硬，防止腰椎粘黏。

緩解足底筋膜炎及跟腱炎

拱形雙手步行法（P.074）：足底筋膜、跟腱、比目魚肌、腓腸肌、膕窩上下肌群

生物力學　足弓弧度崩塌變形，肌筋膜彈力降低，重心偏移，而跟腱受力過猛撕裂或不良刺激，易引起發炎，因行走高低不平路面，或長期穿高跟鞋，上下坡、踢重力訓練者，均是危險因子，此法可以緩解足跟痛、足筋膜炎。

放鬆腰臀側肌筋膜

腰臀伸展法（P.075）：臀中肌、腰方肌

生物力學　當骨盆傾斜出現長短腳，是因腰臀側筋膜過度緊張僵硬造成，如：彎腰旋轉，撿拾物品勞損。此法可放鬆側腰肌群、增加腰部柔軟度，增強臀中肌肌力。

緩解肩關節僵硬症、跟腱炎及矯正彎腰駝背

胸腹貼牆法（P.077）：前後線肌筋膜

生物力學　彎腰駝背者皆因前後線肌筋膜失衡，尤其前線過度緊張僵硬，而後線過勞無力收縮，此法可放鬆前後肌筋膜。

剖析肌筋膜伸展力學

避免內收肌痙攣

手掌撐地劈腿法（P.078）：股內收肌、膝後側肌群。

生物力學　主控制膝伸直之膕繩肌和小腿肌群，屬背線肌筋膜，主控制髖外展之拮抗，引起股內收肌及膝後肌群，緊張僵硬，長期坐蹲過久肌肉縮短，股內收肌屬核內中心線群。

改善髖關節前屈縮短，無力挺身走

弓箭步降身法（P.072）：髂腰肌、股內收肌、縫匠肌及股四頭肌

生物力學　因腰椎過度前屈，造成髖關節前屈肌群，髂腰肌、股內收肌縮短，無法挺身行走，此法可放鬆髖關節上下肌群及股內收肌。

改善因膝後緊縮僵硬導致步伐變小

彎腰伸展法（P.079）：膕窩、膝後上下屈膝肌群

生物力學　膝屈肌群主要控制在於膕後之膕肌、膕繩肌、股二頭肌、半腱肌、半膜肌、腓腸肌、比目魚肌之緊張僵硬，及腹部肌群無力，與肥胖有關，尤其股二頭肌短頭，扮演最重要角色。臥床或坐姿過久，造成肌肉縮短運動傷害。

防止跟腱炎及放鬆膝膕窩上下肌群

單腳伸膝法（P.080）：比目魚肌、腓腸肌

生物力學 跟腱是比目魚肌及腓腸肌構成，全身重量必先經過膕窩後，再集中衝擊，此肌腱容易耗損，此法可放鬆膝關節及減緩坐骨神經痛。

緩解腕關節隧道症及肱骨內上髁炎

前臂屈肌群伸展法（P.081）：高爾夫球肘、腕屈肌群總腱

生物力學 在腕隧道中，正中神經被腕屈肌群擠壓，腕屈肌總腱位居肱骨內上髁，用力揮桿屈肌勞損。

緩解橈側腕伸肌周圍炎及肱骨外上髁炎（網球肘）

上肢伸肌群伸展法（P.082）：腕伸肌群總腱

生物力學 肱橈肌、橈側腕長短伸肌、拇指伸肌，屬拮抗肌非動作主動肌，若動作過頻或鈍力過猛易造成勞損，如：打網球或抬舉重物，敲打過勞，傷及肱骨外上髁之伸肌總腱，此法可緩解腕部橈側伸腕肌肌腱周圍炎。

剖析肌筋膜伸展力學

1
4
3

鍛鍊腰段肌筋膜，緩解腰痠背痛

放鬆腰部伸展法（P.083）：背闊肌、胸大肌、腹部四肌群及下肢前後肌筋膜

| 生物力學 | 彎腰工作過久，造成肌筋膜僵硬，無法屈伸，放鬆腰部肌肉及強化下肢肌力。 |

增強肺活量，紓解壓力，大量供給腦細胞含氧量

後仰深呼吸法（P.084）、**仰首屈肘擴胸法**（P.085）

| 生物力學 | 抬頭挺胸，雙手提高，上身後仰，充分擴張橫膈膜及胸腹呼吸肌群，可舒緩肩背壓力、解除胸悶、延緩老化、預防駝背。 |

放鬆肩關節肌群

頂天立地（等長收縮）法（P.086）：胸大小肌、背闊肌、肩旋袖四肌、前鋸肌、肱二頭肌及三角肌、呼吸肌群。

| 生物力學 | 主要放鬆有關肩關節肌群，以利外展、內收、前屈、旋前及旋後動作，尤其坐姿過久者，作雙手伸展，可獲得最佳效果。 |

緩解腰背肩胛痠痛

側傾伸展法（P.087）：背闊肌、大圓肌、腹外斜肌、胸腰筋膜、肱三頭肌。

生物力學 肩、背、腰連線，上下交叉對角力學線，掌控上半身螺旋筋膜。此法可緩解腰背肩關節障礙。

舒緩下背痛

脊柱扭轉法（P.088）：腹外斜肌、背闊肌、腰方肌、頭夾肌、胸鎖乳突肌、斜方肌。

生物力學 利用腰、頸段肌群旋轉，預防脊柱粘黏、僵硬。

緩解肩胛膏肓痛（大、小菱形肌）

雙手交叉伸展法（P.089）、**雙腕交叉伸展法**（P.090）、**抱腳低頭弓背法**（P.091）、**弓背頂天法**（P.107）

生物力學 只要活動雙手，維持肩胛骨基底座力量平衡，首要部位肌細胞耗氧，易勞損僵硬，長期向前傾的姿勢，導致過度拉張，透過以上方式可緩解。

剖析肌筋膜伸展力學

1
4
5

放鬆內收肌群緊縮，改善髖關節無法外展

彎腰前傾伸展法（P.092）、**雙腳橫向劈腿法**（P.097）：股內收肌群、縫匠肌

生物力學　穩定騎士、滑雪者的髖關節過度伸張，兩腳力學平衡，盤坐過久肌肉縮短，舞者轉身過猛，股內收肌易損。

緩解腰背部痠痛

張腿抱頭弓背法（P.093）、**伸腿坐拉腳尖法**（P.100）：
背線肌群

生物力學　維持人體直立性姿勢活動，大部分靠背線肌群掌控，容易勞損尤其力量集中，壓迫到下腰背，舒緩腰背痠痛，伸展背線筋膜。

緩解頸肩胛上背痛（膏肓）

抱膝後傾法（P.094）：大小菱形肌、豎脊肌、肱三頭肌

生物力學　對於伏案、長期使用電腦、低頭族、工作疲勞者的頸肩段背線肌筋膜僵硬症，迅速緩解。

改善頸肩肌群過勞

扳頭拮抗法（P.095）、**轉頭看背深呼吸法**（P.096）：側頸偏後肌群，主要是提肩胛肌、斜方肌及枕下四小肌群

生物力學　主控頭、頸肩、肩胛旋轉雙活動肌群，提肩胛肌和斜方肌因姿勢不良（低頭或斜頸）缺氧、缺血僵硬、落枕。

緩解側腰背僵硬痠痛

肩後旋後視法（P.098）、**盤旋法**（P.099）：腰方肌、腹內外斜肌、背闊肌

生物力學　下背腰四周肌群，由周圍神經系統支配，因長期姿勢不良擠壓，引起缺氧、缺血僵硬，如久坐側傾、彎腰負重，紓解僵硬肌肉，強化腰部肌力、減緩腰背痠痛。

改善脛前肌勞損

單腳跪牽引法（P.101）：脛前肌、趾伸肌群

生物力學　脛前肌是肌筋膜小腿線的肌群，因長時間行走高低不平，路面或撞擊而受傷，導致乳酸過多而腫脹。

緩解髖緊膝痛

屈髖拉跟法（P.102）：腹直肌股四頭肌、髂腰肌、縫匠肌、闊筋膜張肌、臀大、中、小肌。

生物力學 股四頭肌中股直肌（又縫匠肌及闊筋膜張肌）均支配雙關節（髖和膝），故常有髖緊膝痛雙聯症，此法可減緩股四頭肌及臀部肌群，紓解髖膝雙連症。

強化腹斜肌及豎脊肌

張手旋腰法（P.103）、**豎背旋腰法**（P.104）：背線筋膜、背闊肌、大圓肌、腹內外斜肌、豎脊肌

生物力學 放鬆背線筋膜，強化身側下肢後側肌群，長期坐姿不良者，例如：打電腦、辦公、開車、低頭族及彎腰駝背者，可用此法改善。

紓解肩部僵硬

反掌伸肩法（P.105）：肩關節前後、上、下肌群

生物力學 人類一張開眼睛，必須事先使用肩關節肌筋膜系統，其動用肌群超過 20 餘塊，精細靈敏容易疲勞為其特性，如：上肢運動需事先旋轉啟動肩胛骨，旋肩胛向上是斜方肌，旋肩胛向前是前鋸肌。對於抬手伏案打電腦，雙手懸

空過久，頻繁工作族群，肌筋膜勞損缺氧痙攣，此法可舒緩肩背僵硬，強化肩關節周圍及斜方肌肌力。

緩解腰臀拉傷、腰無力伸直

股二頭肌伸展法（P.106）：股二頭肌、半腱肌、半膜肌、骶結韌帶

生物力學　改善螺旋線、坐骨結節之轉折點處、股二頭肌劇痛。

強化側肌力

側線肌筋膜伸展法（P.109）：腰背下肢外側肌群

生物力學　臀小肌和臀中肌是一對協同肌，雖然短小，但在髖內旋和防止步伐偏移動作時，佔重要角色，且腰方肌、臀中肌及闊筋膜張肌串連，腰和下肢形成側線肌筋膜力學軌道。

舒緩肩關節不適（包括五十肩）

胸腹貼牆伸展法（P.108）：腹直肌及胸大小肌群

生物力學　肱二頭肌和胸小肌是上肢深及淺肌筋膜起始點，也是軀體和上肢力學轉折點，更是肩關節勞損僵硬好發的起因之一，此法可改善上肢無法舉高等障礙。

剖析肌筋膜伸展力學

放鬆背後伸肌群，鍛鍊全身平衡感

俯跪騰空平衡法（P.110）：頸、胸、腹肌群及上下肢伸屈肌群

生物
力學

1. 核內中心肌筋膜線，循脊椎包圍四周排列系統途徑，包括下肢、髖關節、脊椎頂達枕寰關節，深入大腦，因此掌控全身垂直地面平衡。如果其中任何一段肌力失衡，則影響全身運動靈活度，尤其髖關節是平衡動作代償指標，此招活動角度難度較高，訓練效果其佳無比。

2. 雙手是人類創造發明實踐的表現推手，故雙手萬能，但肩關節容耗損，亦不易修復，其復健十分漫長，因常出現反覆發作為其特質，是實踐強身最佳範例。

3. 肌筋膜螺旋線和上中下前後左右及對角斜線力學，計有功能線、前後線及上肢線協同展現，維持超高完美平衡感，增強柔軟彈力，如能持之以恆，永保堅固強韌平衡力，減少受傷機率防止退化，故此招為鍛鍊上肢前後深淺肌筋膜肌力最佳良方。

改善腰背僵硬

脊柱旋轉腰背放鬆法（P.111）：背闊肌、腹外斜肌、腰方肌、腹橫肌、臀部肌群、闊筋膜張肌、胸髂肋肌、腰髂肋肌

生物力學　人體骶腰部受力最大，旋轉角度只有 5 度空間，坐、站或彎腰不良姿勢太久。

收縮腹部

提臀立八字夾膝減脂法（P.113）、**腹肌收縮減脂法**（P.114）、**抬腿收腹減脂法**（P.115）、**抬腿交叉法**（P.116）、**提臀收腹減脂法**（P.117）

生物力學　腹腔結構有豐富血管、脂肪、肌肉，因吃多少動，熱量太高代謝不良，變成脂肪堆積場所，尤其年過 30 歲的中年婦女，特別容易發胖，應常作腹部下肢運動，持之以恆，每日半小時以上，達到身體發熱出汗，效果顯著，可消耗大量脂肪，強化肌力。

緩解坐骨神經痛（梨狀肌）

抱膝法（P.118）、**抱膝伸展法**（P.122）：梨狀肌及臀後肌群

生物力學　梨狀肌微血管特別豐富，比一般肌肉多數倍，而坐骨神經必經梨狀肌部，有少部分穿過肌腹，一旦痙攣缺血擠壓神經受累，或突發性動作，易引起立即的負載過重，另有久坐及運動傷害等。

緩解下背疼痛（背闊肌）

脊柱旋轉法（P.112）：腹外斜肌、腰方肌、背闊肌、臀中肌及闊筋膜張肌，以及胸、腰髂肋肌

生物力學 背闊肌在胸腰筋膜中佔重要角色，活動中需要反覆的肩關節伸展、外展、內旋是上肢連接下肢之對角線力學重要轉折點，故第十肋上下是動和靜力量反應激痛點。

改善全身僵硬

仰蛙雙手足跟抬頭旋高法（P.119）：頸、背、腰、臀、腹與四肢肌群及全身肌筋膜

生物力學 全身肌筋膜均伸展，促進肌肉柔軟、彈性平衡，提高肌張力及關節靈活度。

訓練大腿及肌力

握踝提腹弓腰法（P.120）：頸後肌群、腹部肌群、股四頭肌

生物力學 膝蓋關節退化，起因於股四頭肌無力，骨盆移位，因腹部肌群無力，故鍛鍊股四頭肌，可強化腹部肌群。

損傷復健

單腳仰蛙式法（P.121）：股內收肌、腓骨長短肌

生物力學　上下肢主要外側肌筋膜，屬坐骨神經必經之地，伸展股二頭長短肌及腓骨長短肌，可改善足底彎曲及外翻，如：穿高跟鞋或行走高低不平路面，瞬間動作過猛，導致踝關節及股二頭長短肌拉傷。

改善臀中肌無力，髖關節不穩，搖晃過大

側臥抬腿法（P.129）：臀中小肌、腰方肌、闊筋膜張肌、股內收肌群

生物力學　臀中肌無力、髖關節往左右任一側傾斜、腰方肌、協同肌闊筋膜張肌及股內收肌群伴隨緊張，行代償平衡作用，故髖關節活動受限，此法可增強腰臀部肌力。

改善膝無力及肩前痛和後背痛

上下肢牽拉法（P.124）：股四頭肌、肱二頭肌、背闊肌及頸側肌群

生物力學　膝無力是股四頭肌緊縮，肩前痛是肱二頭肌，後背痛是背闊肌與腹外斜肌，頸側痛表示胸鎖乳突肌、斜角肌和提肩胛肌緊張，故增強股四頭肌，可放鬆肩關節及頸側肌群。

舒緩頸、肩、背、腰過度勞損（舒緩肩背痠痛）

肩背放鬆法（P.125）：胸鎖乳突肌、斜方肌、胸大小肌、大小菱形肌、腹內外斜肌及背闊肌

生物力學 伸展上半身肌筋膜系統，脊柱四周胸腹腔內之中心線肌筋膜，負責調整呼吸系統，增進肺活動量激發細胞群，放鬆心情壓力，有安眠作用。

緩解腰臀痠痛、臀中肌無力（緩解腰痠及下背痛）

旋腰降肩法（P.126）：臀中肌群、腹部肌群

生物力學 長期左右負重不平衡，造成骨盆左右傾斜傷及臀中肌無力，如背負或拉重物於單側過度負荷及高低不平衡路面，導致髖關節痠痛。

緩解腰臀部外側線痠痛

側臥撐肩法（P.127）：腰方肌、臀中肌、闊筋膜張肌

生物力學 過度側身彎腰旋轉，輕度拉傷側線肌筋膜，轉身跳躍接球過猛，造成腰臀部痠痛。

緩解頸肩背痠痛

肩背腰放鬆法（P.128）：胸鎖乳突肌、斜方肌、腹內外斜肌、胸大小肌、大小菱形肌及背闊肌、胸腰髂肋肌

生物力學

1. 伸展全身肌筋膜系統，調控頭頸旋轉的肌群，亦可促進頭頸部循環供氧。
2. 結構上調控肩旋轉的肌群，也大部分都衍生於頭頸、肩胛部，可促進循環紓解疼痛緊張壓力，有鎮靜安眠作用。
3. 促進腦及心肺功能，必須透過腹部內外肌群收縮，盡量排除淤積胸肺臟內殘留末梢中的廢氣，達到增高負壓擴大新鮮供氧容積率，因而促進細胞有氧呼吸發電廠粒線體之產能效力。
4. 此招因上半身活動角度 360 度，其大量運動的效力，對關節彈性柔軟肌力有重大意義。

改善肩關節內旋肌粘黏

上下肢後伸（肩關節內旋肌伸展）法（P.123）：肱二頭肌長頭、肩胛下肌、大圓肌及背闊肌。

生物力學 改善五十肩、內旋肌群粘黏，無法作肩內旋及肩後伸動作。

改善膝無力及髖關節僵硬症

仰頭屈膝牽拉法（P.132）：伸展前線肌筋膜

生物力學　因上下樓梯或行走高低不平路面過於頻繁，導致股四頭肌、髖及膝關節軟組織（韌帶肌腱等）勞損。

緩解肩後痛

手臂越頸降肩法（P.133）：三角肌、肱三頭肌、崗下肌、大圓肌、背闊肌、胸腰髂肋肌

生物力學　五十肩後期遷延頑固痛、抬肩，最主要角色是三角肌、崗下肌及肱三頭肌，其頑固激痛點在肩峰後下緣（三角肌後束、肱三頭肌長頭）舒緩肩背痠痛。

緩解肩前痛

伸肩翻壓法（P.134）：肱二頭肌長頭

生物力學　五十肩好發點在肱二頭肌長頭，極具脆弱性，也是頑固難纏活躍點，尤其集中在大小結節間溝尖端上，一但肩活動超過肌腱在間溝中之相互適應性，外圍就會爆發劇痛。

放鬆五十肩前後痛

上胸趴式伸展法（P.135）、**上胸俯跪法**（P.130）：胸背臂關節
前後肌群

生物力學　1. 肩關節肌筋膜粘黏剝離，恢復運動功能。
2. 防止駝背，放鬆胸段前後線肌筋膜。

改善屈膝穿鞋困難，髖部無法外展

蛙式匐伏伸展法（P.136）：股內收肌群肱二頭肌

生物力學　股內收肌群縮短僵硬、髖關節無法外展、肱二頭肌粘
黏肩無法外展，常盤坐及蹲，或舞者轉身過大拉傷。

收縮腹部

豎身懸空法（P.131）：腹部肌群、頸前肌、胸鎖乳突肌。

生物力學　鍛鍊前線肌筋膜、腹部減脂、塑腰及矯正駝背。

調整彎腰駝背及步伐困窘

三掌大弓箭法（P.137）：股內收肌群、髂腰肌

生物力學　股內收群緊張僵硬，髂腰肌縮短，腰及髖關節活動受
限，緩解鼠蹊肌肉痙攣及大腿外展。

肌肉圖譜

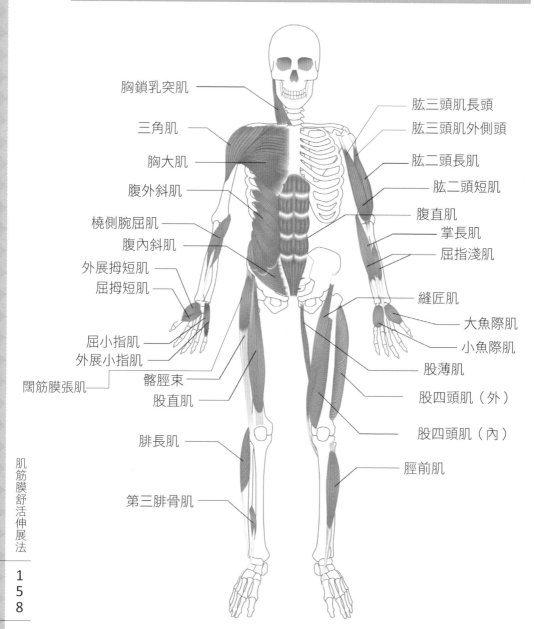

胸鎖乳突肌

三角肌

胸大肌

腹外斜肌

橈側腕屈肌

腹內斜肌

外展拇短肌

屈拇短肌

屈小指肌

外展小指肌

闊筋膜張肌

髂脛束

股直肌

腓長肌

第三腓骨肌

肱三頭肌長頭

肱三頭肌外側頭

肱二頭長肌

肱二頭短肌

腹直肌

掌長肌

屈指淺肌

縫匠肌

大魚際肌

小魚際肌

股薄肌

股四頭肌（外）

股四頭肌（內）

脛前肌

正面深層肌肉

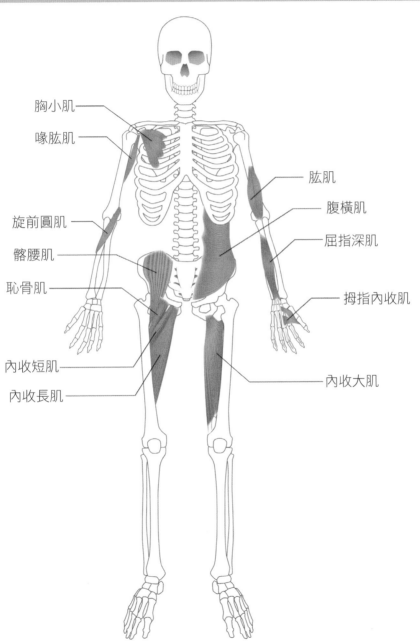

胸小肌

喙肱肌

肱肌

腹橫肌

旋前圓肌

屈指深肌

髂腰肌

恥骨肌

拇指內收肌

內收短肌

內收長肌

內收大肌

側面淺層肌肉

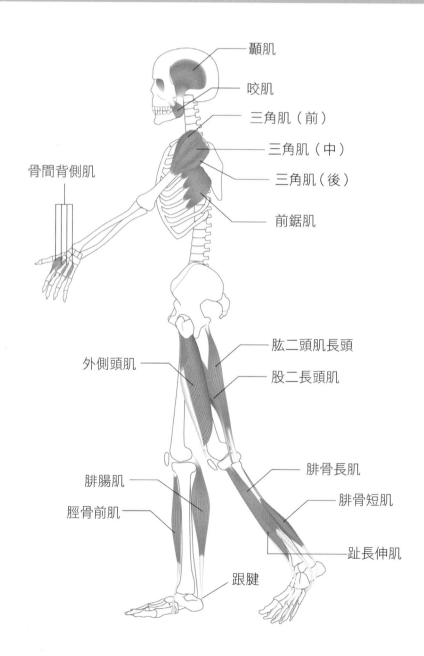

顳肌

咬肌

三角肌（前）

三角肌（中）

三角肌（後）

前鋸肌

骨間背側肌

肱二頭肌長頭

股二長頭肌

外側頭肌

腓骨長肌

腓腸肌

腓骨短肌

脛骨前肌

趾長伸肌

跟腱

側面深層肌肉

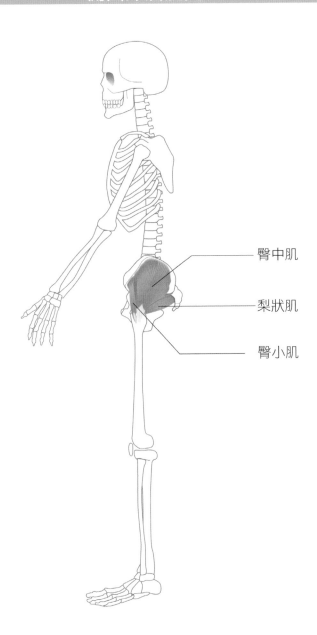

臀中肌

梨狀肌

臀小肌

背面淺層肌肉

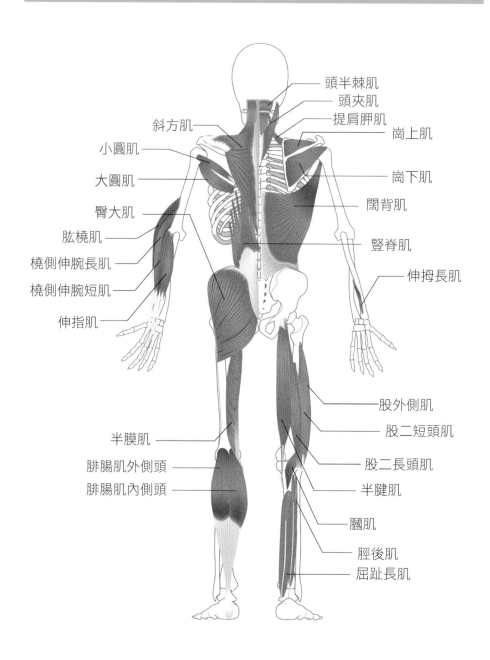

頭半棘肌
頭夾肌
提肩胛肌
崗上肌
斜方肌
小圓肌
大圓肌
崗下肌
闊背肌
臀大肌
豎脊肌
肱橈肌
橈側伸腕長肌
橈側伸腕短肌
伸拇長肌
伸指肌
股外側肌
股二短頭肌
半膜肌
股二長頭肌
腓腸肌外側頭
半腱肌
腓腸肌內側頭
膕肌
脛後肌
屈趾長肌

背面深層肌肉

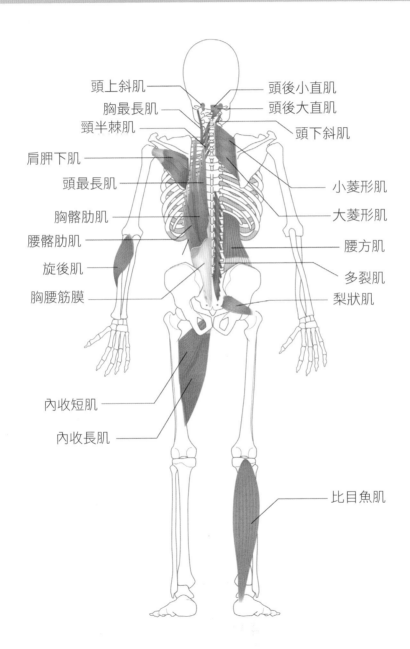

頭上斜肌 — 頭後小直肌
胸最長肌 — 頭後大直肌
頸半棘肌 — 頭下斜肌
肩胛下肌 —
頭最長肌 — 小菱形肌
胸髂肋肌 — 大菱形肌
腰髂肋肌 — 腰方肌
旋後肌 — 多裂肌
胸腰筋膜 — 梨狀肌

內收短肌 —

內收長肌 —

比目魚肌 —

足部背側肌肉

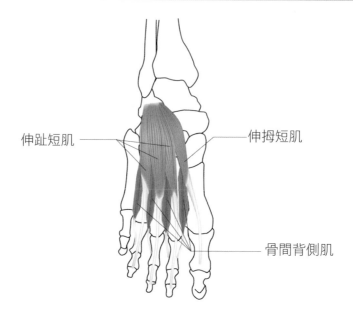

伸趾短肌

伸拇短肌

骨間背側肌

足底肌肉

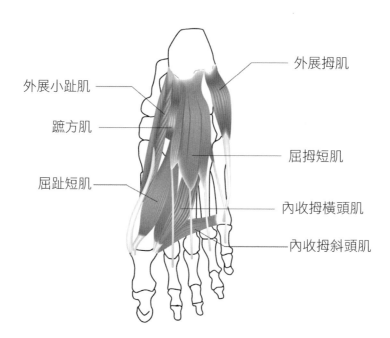

外展小趾肌

蹠方肌

屈趾短肌

外展拇肌

屈拇短肌

內收拇橫頭肌

內收拇斜頭肌

肌筋膜系統
在人體扮演極重要角色

／林萬成

近幾年來，肌筋膜伸展訓練漸受重視，無論是在運動界或醫學領域，都出現了更多專家現身討論，坊間也出現不少專書。規律進行肌筋膜伸展，能讓動作變得更柔軟靈活，更由於從中體驗到了放鬆與舒適感，所以也能產生不少樂趣。

肌筋膜會因生理、物理學上的縮短，因缺氧併乳酸代謝不良，出現伴隨疼痛的防衛機制，導致失去柔軟度與彈張力，並隨著身體老化而產生粘黏鈣化，加上許多人上了年紀後，活動量跟著減少，當身體不活動，肌筋膜就會糾結粘黏，因此，肌筋膜伸展對於中老年人來說格外重要。

上了年紀後，身體組織更新再生的速度變慢，透過活化的動作、持續規律的自動或被動伸展肌筋膜，可以促進肌筋膜內的新陳代謝，進而保養身體組織。

在日常生活中，身體靈活度與協調性對人類來說特別重要，擁有好的靈活度與平衡，還可以避免跌倒的意外發生，因此請選擇一些伸展與覺察的動作來練習。例如可選擇全身性的伸展擺動（離心收縮），改善身體協調動作，動作不要太過使勁，應至極

限為止，要小心安全為上。

　　專家指出，未來肌筋膜伸展訓練有更多不同面向的發展可能，除了針對改善肌筋膜僵硬與縮短外，另一練習重點可放在全身軟組織重要的部位（肩腰背腹部及上下肢），透過伸展訓練讓全身軟組織更緊緻結實、更富有彈性。

　　肌筋膜伸展是你健康路上的得力助手，只要持續伸展鍛練肌筋膜，自然得到的回饋效應除了更輕盈、健美的體態之外，還可長保健康、青春與活力！

〔參考文獻〕

- *Stretching & Flexibility* by Kit Laughlin
- *Anatomy Trains* by Thomas Myers
- *Clinical Application of Neuromuscular Techniques* by Chaitow & Delany
- *Principles of Manual Medicine* by Greenman
- *Physiologie Articulaire* by Kapandji, Paris.
- *Kinesiology of the Musculoskeletal System* by Neumann
- 彼拉提斯與核心復健運動，邱俊傑，原水文化出版

悅讀健康 129X

肌筋膜舒活伸展法

作　　者／林萬成、鄭洪德
選　　書／林小鈴
責任編輯／潘玉女

行銷企劃／林明慧
行銷經理／王維君
業務經理／羅越華
總 編 輯／林小鈴
發 行 人／何飛鵬
出　　版／原水文化
　　　　　台北市民生東路二段 141 號 8 樓
　　　　　電話：（02）2500-7008　　傳真：（02）2502-7676
　　　　　E-mail：H2O@cite.com.tw　部落格：http://citeh2o.pixnet.net/blog/
發　　行／英屬蓋曼群島商家庭傳媒股份有限公司城邦分公司
　　　　　台北市中山區民生東路二段 141 號 11 樓
　　　　　書虫客服務專線：02-25007718；25007719
　　　　　24 小時傳真專線：02-25001990；25001991
　　　　　服務時間：週一至週五上午 09:30 ～ 12:00；下午 13:30 ～ 17:00
　　　　　讀者服務信箱：service@readingclub.com.tw
劃撥帳號／19863813；戶名：書虫股份有限公司
香港發行／城邦（香港）出版集團有限公司
　　　　　香港灣仔駱克道 193 號東超商業中心 1 樓
　　　　　電話：(852)2508-6231　傳真：(852)2578-9337
　　　　　電郵：hkcite@biznetvigator.com
馬新發行／城邦（馬新）出版集團
　　　　　41, Jalan Radin Anum, Bandar Baru Sri Petaling,
　　　　　57000 Kuala Lumpur, Malaysia.
　　　　　電話：(603) 90578822　傳真：(603) 90576622
　　　　　電郵：cite@cite.com.my

攝　　影／水草攝影工作室
內頁繪圖／黃建中
美術設計／劉麗雪
製版印刷／科億資訊科技有限公司
初　　版／2016 年 6 月 7 日　　初版三刷／2017 年 3 月 16 日
修訂一刷／2018 年 12 月 20 日
定　　價／380 元
Ｉ Ｓ Ｂ Ｎ／978-986-93044-3-6
Ｅ Ａ Ｎ／471-770-290-496-8

國家圖書館出版品預行編目資料

肌筋膜力學伸展運動 / 林萬成,鄭洪德著. -- 初版.
-- 臺北市：原水文化出版：家庭傳媒城邦分公司
發行 , 2016.06
　　面；　公分 . -- (悅讀健康系列；129)
ISBN 978-986-93044-3-6(平裝)

1. 運動健康

411.71　　　　　　　　　　　　　　105008920

城邦讀書花園
www.cite.com.tw

—原水文化—

您的健康，原水把關